U0334070

幼儿园里说美食

王东月　主编
华丰幼儿园组织编写

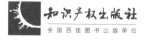
知识产权出版社
全国百佳图书出版单位

图书在版编目（CIP）数据

幼儿园里说美食 / 王东月主编；华丰幼儿园组织编写 . — 北京：知识产权出版社，2018.1

ISBN 978-7-5130-5405-8

Ⅰ . ①幼… Ⅱ . ①王… ②华… Ⅲ . ①儿童—饮食营养学 Ⅳ . ① R153.2

中国版本图书馆 CIP 数据核字（2018）第 005317 号

责任编辑：申立超　　　　　　　　　　责任校对：谷　洋

文字编辑：王小玲　　　　　　　　　　责任出版：刘译文

幼儿园里说美食

王东月　主编　　华丰幼儿园组织编写

出版发行	知识产权出版社 有限责任公司	网　　址	http：//www.ipph.cn
社　　址	北京市海淀区气象路 50 号院	邮　　编	100081
责编电话	010-82000860 转 8340	责编邮箱	shen_lichao@163.com
发行电话	010-82000860 转 8101/8102	发行传真	010-82000893/82005070/82000270
印　　刷	北京嘉恒彩色印刷有限公司	经　　销	各大网上书店、新华书店及相关专业书店
开　　本	720mm×1000mm　1/16	印　　张	10
版　　次	2018 年 1 月第 1 版	印　　次	2018 年 1 月第 1 次印刷
字　　数	120 千字	定　　价	42.00 元

ISBN 978-7-5130-5405-8

编委会

很多家长都信奉"不要让孩子输在起跑线上"的说法。对于这句话的理解，我想多数家长会认为是在学习方面，从小培养孩子的好习惯，充分开发孩子的智力，让孩子在知识技能方面不输别人，甚至更胜一筹。但是，我们往往忽略了饮食教育对孩子身心健康的重要性：吃什么、怎么吃、吃的氛围与环境，吃后的心得，等等，这些都是孩子健康成长的关键因素。在饮食教育中引导孩子学会健康、学会劳动、学会关爱……将是家长和幼儿园当下以及日后的长期追求目标。

面对如此多的食材，我们既要做得健康、做得"美丽"，更重要的还要科学搭配。科学搭配的呼声越来越高，可这也让很多家长望而却步，仅仅停留在理论而非实践是不现实的，比如，"孩子用餐要定时定量"从科学的角度来讲，早餐、午餐、午点、晚餐之间热量的比例以 25%、35%、10%、30% 为宜。而本书更加接地气，让爸爸妈妈们理论、实践样样通。

在饮食制作上，家长常常感觉无从下手。不当的烹制方法，甚至会破坏食物中的营养物质。此时若没有积累一定的烹制经验，就常会出现"书到用时方恨少"的情景。例如，炒青菜时若加水过多，大量的维生素溶于水里，维生素也会随之流失，因此，在给孩子制作菜肴的时候，很多成人的制作手段并不适用，需要按照孩子能接受的方式合理烹饪。本书在养生的基础上，结合具体案例，告诉大家烹制的实际操作过程，以及过程中需要注意的问题。

这本书从幼儿园的角度，聚集园长的食育理念、保健医的健康饮食搭配，以及厨师的烹饪技巧，列出兼顾营养、美味与颜值的菜单。菜单中的菜式营养搭配均衡，同时又便于操作，可以给普通家长们很好的指导和帮助。可以说，这是一本深入浅出，为家长带来极大便捷和帮助的美食书。

姜 波

2017 年 12 月

厨师对你说
美食制作

让我们的传统文化与美食传承下去，让孩子和爸爸、妈妈一起快乐地做美食，并且让孩子们在享用美食的同时吃出健康、吃出好身体。

035

特色美食

经典制作

亲子美食

养生美食

时令美食

春季

养生食疗

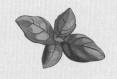

幼儿园里说美食

园长对你说

食育

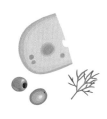

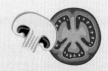

家长朋友们！

你们知道"食"也是一种教育吗？您听说过"食育"吗？那么，让我们来说说"食育"吧。

一、食育的概念、背景、意义

"食育"是日本对孩子的一种教育理念，我们知道日本是全世界最早推广"食育"理念的国家，他们主要从四个方面落实"食育"教育，首先，从小给孩子们普及营养健康知识；其次，从小培养孩子们健康的饮食习惯；再次，弘扬日本优秀的传统饮食文化；最后，倡导人与自然和谐相处的精神。除此之外，还让孩子们参与种植、食物加工、分餐、收餐等环节，培养孩子们的动手能力、感恩之心、团队精神，让他们体会到劳动的快乐。由此可以看出，食育，不仅是单纯的餐桌礼仪和食品营养搭配，还是通过饮食活动来进行的教育。进一步理解为通过饮食活动，使人发现饮食的乐趣，获得膳食营养供给、安全知识，形成科学健康的饮食观，养成良好的生活饮食习惯，最终促进幼儿全面的发展。

让幼儿拥有健康的身心是幼儿园开展一切教育活动的基础。习总书记在北京市八一学校讲话中提出"要把青少年身心健康牢牢抓在手上"。为落实这一精神，北京市东城区全面启动了青少年"健康·成长2020"工程。提出了全面提升青少年儿童身心健康水平，从根本上改善学生成长质量……其中谈到了在营养餐质量方面，加强对学生、家长及教师营养健康知识普及力度，提升学校食堂质量。幼儿正处于生长发育、习惯养成、观念建立的关键期，幼儿园是推进健康教育的关键场所，因此我们高度重视对幼儿的健康教育，特别是幼儿的饮食健康。我们认为"食"和每个人、每个家庭都息息相关。"食"是最基础的民生保障。因此我们让食育进入了幼儿园的生活课堂。当吃得饱不再是问题时，如何让幼儿吃得科学，"吃出健康、吃出习惯、吃出文化"是我们对"食育"的追求。

幼儿教育面对的是3~6岁的孩子，单纯的说教是行不通的，只有通过课堂真刀实战的操练，培养孩子的兴趣，在体验中强化食育理念。

随着现代生活的的快速发展，琳琅满目的食品闯入我们的生活，干扰了我们的选择。应当吃什么？怎么吃？这些问题似乎被人们逐渐忽视。面对应接不暇的食物时我们的选择越来越任性。暴饮暴食、乱饮乱食，饮食习惯的紊乱带来了很多疾病和健康隐患。而在幼儿园中出现的"节假日综合征"（幼儿节假日生活饮食习惯紊乱造成的返校后积食发烧等儿童常见疾病）时有发生。"豆芽菜""小胖墩"皆由家长的任性或不科学的喂养方式造成的。如：家长们要么选择自己认为好吃的、爱吃的、自己拿手的强加给孩子吃；要么选择幼儿喜欢吃的食物无限度满足幼儿吃的愿望，爱吃多少吃多少，想什么时候吃就什么时候吃，长此以往造成孩子营养不均衡。

如何科学合理地帮助孩子建立良好的健康饮食习惯，树立科学合理的饮食观？我们认为，通过幼儿园的专业团队和家长携手合作，在参与活动中共同为幼儿营造出健康的食育环境，可以促进幼儿健康茁壮地成长。幼儿园拥有一支服务于幼儿饮食健康的专业团队。专业的教师、保健医生、厨师团队，是开展食育教育的优质资源，是最佳教育者。在食育教育中这支团队承载着教育的使命和责任。

在不断的研究中发现，和我们生活息息相关的"吃"其实存在着很多的教育契机。"吃出健康、吃出习惯、吃出文化"是我园开展食育的目标。也是我们赋予食育教育的新内涵。我们认为食育是健康教育的有力补充和强化。吃什么更健康，怎么吃更健康，应当建立哪些必备的健康饮食习惯？如何养成健康的饮食习惯？这些都是很好的教育资源。

二、开展丰富多彩的食育活动

传统意义的食育多涉及温饱，现代意义的食育内涵更加丰富。我园以幼儿的饮食健康为抓手，通过教师、保健医、厨师以及热爱美食的家长朋友组成了研究团队，不断挖掘食育的教育内容，在开展活动中发现食育的意义和价值。我们还注重带动更多的家庭和我们一起开展食育。让教师和家长在参与活动、获得专业认知的基础上，不断丰富育儿经验，建立科学喂养的健康观念。让幼儿在活动中获得健康的饮食习惯，体验美食给自己带来的乐趣，树立健康自护的意识等多种情感体验以及技能。

以劳动活动为载体的生活体验活动

教育源于生活，回归生活。生活是最好的课堂。陈鹤琴先生的"活"教育思想强调让课程活起来。即教材、教学方法、教学过程都要活起来。我们抓住与幼儿饮食相关的生活、劳动活动开展生活体验课程。摘扁豆、剥豌豆，做力所能及的生活劳动，让幼儿为自己的餐桌而忙碌，获得自我服务以及成功的体验。通过种殖小白菜、泡豆芽、做泡菜，让幼儿感受自己动手丰衣足食自食的乐趣，培养自食其力的劳动品质。通过种蚕豆、种花生，了解食物的种植过程，知道食物来之不易、学会珍惜粮食不挑食，激发他们在养殖中科学探究的兴趣，感知生活中的科学现象。他们知道了什么是绿色食品，绿色食品对人健康的好处；知道了植物的生长需要阳光、空气、水和养分。通过养殖渐渐学会了照顾植物，培养了关心关爱的品质。我们还通过值日生劳动，让幼儿体验为他人服务的乐趣。开展餐前的报菜名游戏，通过曲艺的形式，增强孩子了解美食的兴趣，餐前预热，增强食欲。

以节日节气美食为载体的传统文化体验活动

2017 年，中共中央办公厅、国务院办公厅印发了《关于实施中华优秀传统文化传承发展工程的意见》，其中强调了文化自觉和文化自信是国家文化软实力， 而传统文化教育的普及是重中之重的工作。我国历史悠久，饮食文化源远流长，保护和传承自己的传统饮食文化必须从娃娃阶段抓起，饮食营养，家乡风味小吃，家乡特产，都是食育的丰富内容。而通过美食学习传统文化、感受传统文化，让幼儿在传统文化教育中做到知行合一。我们利用传统节日、节气开展食育。

如：利用春节开展系列活动。大班开展包饺子比赛、画家爸爸写春联，师幼贴对联，班级大串联，小班开展的糖葫芦串串乐等活动，体验浓浓的年味。元宵节开展的猜灯谜、吃元宵，体验团圆的亲情；端午节开展的粽子汇，了解不同地域粽子的吃法和端午节的习俗；重阳节和爷爷奶奶制作重阳糕，让孩子们在品尝美食中学会感恩、学习爱老敬老。

在开展节气教育中，我们通过了解中国的二十四节气了解体验中国古人的智慧。如：春分吃春菜，立春送春牛图，吃春饼，共同体验迎接春天的喜悦心情，感受万物复苏的大自然的变化。特别是清明节，我们通过品尝厨师叔叔制作的青团，听奶奶讲老一辈传下来的节气故事，孩子们知道了寒食节的寓意，在品尝青团的过程中了解吃的礼仪，节气习俗。孩子们在清明种植活动中知道了谚语"清明前后种瓜点豆"的农耕尝试，进一步理解了"汗滴禾下土……粒粒皆辛苦"的诗句。在季节交替，我们倡议孩子和爸爸妈妈一起制作爱心饮品——蜂蜜柚子茶。和小伙伴、亲朋好友一起分享柚子茶，传播节气保健知识，学会关爱自己，关心他人。再如：通过微视频，厨师向家庭推广节气养生水的制作过程，宣传中医保健，疾病预防的知识，传播养生理念。总之，幼儿园抓住每个节日节气开展食育活动。挖掘教育内容，研究适宜幼儿参与的多种形式的课程，通过游戏、生活体验活动让幼儿在食育中了解传统文化。

此外，在食育课程的开发中我们还充分挖掘家乡特产食育价值。我们把老北京烧饼、驴打滚、艾窝窝、豆腐脑、炸酱面……引入到幼儿园的食谱中，让孩子经常与家乡美食见面，在潜移默化中记住家乡美食的味道。通过共同搜集家乡美食知识，深入了解家乡美食背后的故事，培养孩子的爱家乡的情结。

以综合教育为载体的美食制作活动

促进幼儿全面发展是幼儿园教育的主要任务。因此我们把美食制作与幼儿的全面发展有机整合。如：基于美食制作中色香形的创意、操作技能与美术活动有异曲同工之处。我们把美食制作与幼儿的美育相结合。在亲子制作中我们通过捏、团、压、滚，指导孩子创意制作。孩子手中的动物饼干，创意花卷，成了孩子们爱不释手的美食，也成了孩子们最得意的艺术品。因此我们鼓励家庭和幼儿园共同给予孩子们这样的锻炼机会。让孩子们在参与美食制作中体验亲情和同伴交往的乐趣，同时让孩子在劳动中培养责任担当的意识。在与他人美食分享活动中，学会感恩。从而培养幼儿的社会性发展。通过养殖开展的劳动活动和科学实验活动，培养了幼儿爱科学，喜欢探究的兴趣。

此外我们把餐桌礼仪、饮食习惯作为幼儿食育教育的主要内容。在小班，通过"能干的小手"活动、娃娃家游戏等活动，鼓励了幼儿独立进餐，养成饭菜要搭配吃、饭后要漱口的好习惯。特别是"喂豆豆"的游戏，锻炼了幼儿的生活技能。在中班，通过儿歌、故事、游戏活动等教育形式，鼓励幼儿专注进餐，养成不浪费粮食的好习惯。在大班，通过值日生劳动、生活评比角等教育活动，让幼儿尝试克制不良习惯，学会自我管理。习惯的养成不是一朝一夕的事，因此我们非常注重家园在教育上的配合。针对挑食的幼儿，我们会通过与家长个别交流，提供方法和经验，家园配合帮助幼儿改掉挑食的习惯。针对幼儿在饮食健康上出现的集中问题，或家长认识观念上的困惑，我们通过小组约谈，和有需求的家长一起研究饮食健康中的问题。通过分析原因、找方法、制订实施方案、过程中追踪效果、互相答疑解惑，帮助幼儿解决饮食习惯上的问题或帮助家长解决科学喂养中的问题。为培养孩子的餐桌礼仪，我们利用节日活动，在家庭、幼儿园中开展多种活动。让幼儿知道进餐时的规矩和基本礼仪。为了传播古人的养生智慧，如：俗语说的"早吃好，中吃饱，晚吃少"，我们通过多种宣传活动、交流活动，和家庭共同建立这种观念。我们请保健医为家长们普及养生知识，讲解科学合理进食的必要性，向家长解读进食中的原则"管量不管够"的意义。通过温馨提示让家长和幼儿认识到晚上吃多的危害。

以调控食欲为目的的研究活动

食育的目的是让幼儿吃出健康、吃出习惯。而合理调控幼儿的食欲是吃出健康，吃出习惯的前提。因此我们首先从美食制作上下功夫。厨师以色香味形为研究内容，不断改良幼儿的伙食。小鸡酥、南瓜糕让孩子们爱不释手。山药饭、红豆饭等用颜色搭配出的"花饭"不仅增强了幼儿的食欲，而且把孩子不爱吃的粗粮巧妙地融入了孩子的饮食中。改良的中式热狗、粗细粮搭配的金银卷，让孩子的早餐有滋有味。为了提升补血效果，把孩子不爱吃的猪肝加入蔬菜"花"和少许食盐变成咸香可口的猪肝花菜粥。为了让孩子摄入足量的碳水化合物，通过研究水与米的科学比例让幼儿吃进标准定量。精美的食物无一不渗透着厨师和保健医对食物制作的精心考量。

其次，我们还通过运动与饮食习惯的调整调控幼儿的食欲。如：在对肥胖儿、体弱儿的管理中通过专项指导，培养他们的运动兴趣，提升运动质量，用汤品控制进食量，用营养配比等方法帮助幼儿在保证饮食质量的前提下控制食欲。通过运动评比表、每周健康统计等方法，引导幼儿关注健康与运动及饮食、卫生保健的联系。

以互动交流为载体的美食研究活动

食育的推广需要家园携手，共同营造教育氛围。因此我们以促进孩子健康成长为目的，积极吸纳家长朋友们参与到美食研究中来。用开放的视野办好食育教育，为大家搭建交流分享的平台，拓宽食育教育的视野。如：成立课题研究兴趣小组。让喜欢研究美食的家长，在研究美食的过程中了解食育教育的意义，共同挖掘有价值的教育内容，强化教育理念、丰富育儿经验。利用微信征集评选家庭美食，带动家庭积极参与美食研究。组织班级品尝会，分享美食体验。通过大屏展示幼儿园厨艺，让家庭了解幼儿园美食。我们还邀请家长做助教，走进课堂传授美食制作经验。在参与活动的过程中，了解教育规律，丰富育儿经验。多种形式的交流活动，以食会友，让家长和教师在交流分享中体验参与食育的乐趣，传播健康饮食的知识。同时，增进了相互了解，建立了深厚的友谊。

健康是幼儿身心和谐发展的结果，也是幼儿身心健康发展的前提。从儿童期开展的食育教育不仅增强了幼儿对健康的认知，强化生命质量，从小建立保健养生的自护意识，有益于多种疾病的早期预防，为其一生的健康赢得了时间。正如《3-6 岁儿童学习与发展指南》中指出的，我们应当建立健康教育的大健康概念，不断挖掘食育教育的内涵，丰富食育教育的内容，让食育教育的意义更加广泛。

同时，食育为幼儿园和家庭建立了联系的纽带。让我们共同为了教育，最大效能地发挥各自的资源优势，在合作中共谋幼儿的发展。而孩子在参与一个个生动的活动中掌握了生活技能、学会了节俭、养成了良好的习惯。食育教育促进了幼儿全面的发展，也深入落实了我园"培养会生活、懂礼仪、善思考"的育人目标，也恰恰印证了陈鹤琴先生生活即教育的理念。在多年的实践研究中，我们认为把这样的生活课程引入到幼儿园和家庭中，让家、园携手共育，帮助幼儿建立健康科学的饮食观念、养成良好的饮食习惯，这是在为孩子的终生发展奠基。

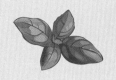

幼儿园里说美食

保健医对你说

科学搭配

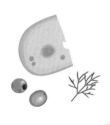

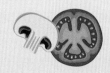

家长们！
幼儿是祖国的未来，做好学龄前幼儿的营养配餐、保证幼儿的健康成长，是各幼儿园的重要职责，教育部门和卫生部门亦十分重视。下面我们浅谈营养膳食对幼儿成长的重要意义。

一、科学配餐的意义

（一）营养膳食对幼儿生长发育至关重要

3~6 岁幼儿正处于身体和大脑的发育期，丰富的营养对幼儿的健康成长起着重要的促进作用。要保证幼儿身体健康发育，就必须注意膳食营养。营养来源于食物，合理安排好幼儿的每日饮食，以确保幼儿身体健康成长，因此幼儿膳食营养的搭配对于身体成长有着极其重要的意义。

（二）我国幼儿营养状况的两个极端

目前，我国幼儿营养方面存在两种现象：营养不足和营养过剩。营养不足是幼儿每天得不到足够的营养，导致幼儿智力发育迟缓、免疫力下降，患病概率增加；营养过剩是幼儿每天摄入的营养过多，导致幼儿出现肥胖症，成年后易患心血管病、脂肪肝、糖尿病等慢性病。

据有关报道，2 岁以前肥胖幼儿成年后 80% 以上终身肥胖，因而从幼儿时期每天合理膳食是非常重要的。

（三）家庭饮食结构不合理

3~6 岁的幼儿的饮食主要以家庭与幼儿园饮食相结合。这时的幼儿饮食习惯存在着早餐过于简单，晚餐过于丰盛和荤素搭配不均的现象。这也是中国人的饮食习惯，早餐因为赶着上班上学凑合吃，晚餐下班、放学回家因为突然放松下来，就准备得特别丰盛，在幼儿的晚餐中加大营养。蛋白质、脂肪、糖类、维生素、无机盐和水是生命的基础，是长身体的最佳"建筑材料"，是构成细胞的基本结构，也是影响幼儿生长发育的关键，幼儿生长发育得越快，需要补充的蛋白质越多。如果补充的营养超过了幼儿生长发育所需要的，就会出现肥胖的现象，另外有一些家长错误地认为幼儿胖才是健康。营养不良和肥胖都会给幼儿的现在甚至是将来带来不可逆转的危害，这是难以弥补的，会对幼儿的智力、性格产生影响。

1.家长营养配餐的随意性

大部分家长每天工作忙碌，没有耐心和时间去学习专业的营养配餐方面的知识，也没有时间和精力给幼儿准备食物，而且常会根据自己对食物的喜好给幼儿准备食物，所以家长不喜欢的食品在餐桌上就很难见到。由于父母不正确的教育方式，幼儿养成了挑食、偏食的习惯，对不爱吃的东西一口都不吃，常常会因为不喜欢吃一些东西而吃不饱或者不吃饭。

2.部分家长配餐观念陈旧

有的家长认为幼儿饿了或者吃饱了自己会说，不用定时定点地提醒与督促，于是就出现了幼儿饿肚子或者吃多的现象，这也是导致幼儿营养不良或营养过剩的主要原因。家长的这种营养配餐观念容易造成幼儿的营养不均衡，从而影响幼儿的生长发育。

3.家长营养配餐的盲目性

现在的幼儿大都是独生子女,在家里一般是一群人(包括爸爸、妈妈、爷爷、奶奶、姥姥、姥爷)围着一个幼儿转,家长注重的是幼儿吃得好吃得饱,幼儿喜欢吃什么就让他吃什么,过度的放任幼儿吃零食。家长就想把最好的都给幼儿,过度溺爱幼儿,让幼儿吃大量富含营养的食物,往往造成幼儿营养过剩。

有研究表明,在被调查的家长中,家长对幼儿"该不该喝甜饮料"有着不同的认识,有50%的家长反对自己的幼儿喝甜饮料,但42.2%的家长认为幼儿喝甜饮料无关紧要,还有7.8%的家长称说不清;在"该不该吃洋快餐"的调查中,有69.2%的家长反对儿童吃洋快餐,但25.1%的家长认为吃洋快餐无所谓,还有5.7%的家长称说不清。许多家长错误地认为,幼儿的饮食每餐有荤有素就行,幼儿能吃饱就行,并不知道营养量是缺乏还是超标。

二、科学配餐的原则

(一)学龄前幼儿每日所需的五大类营养素

日常膳食由多种多样的食物组成,幼儿膳食也不例外,这些食物一般可分为以下五大类。

第一类为谷类及薯类:谷类包括大米、小麦面粉、杂粮,薯类包括马铃薯、甘薯等,主要提供碳水化合物、蛋白质、膳食纤维及B族维生素。

第二类为动物性食物:包括畜禽肉、鱼类、奶类和蛋类等。主要提供蛋白质、脂肪、矿物质、维生素A、B族维生素及维生素D。

第三类为豆类和坚果:包括大豆、其他干豆类及花生、核桃、杏仁等坚果类，主要提供蛋白质、脂肪、膳食纤维、矿物质、B族维生素及维生素E。

第四类为蔬菜、水果和菌藻类：主要提供膳食纤维、矿物质、维生素C、胡萝卜素、维生素K及有益健康的植物化学物质。

第五类为纯能量食物：包括动植物油、淀粉、食用糖和酒类，主要提供能量。动植物油还可提供维生素E和必需脂肪酸。

（二）学龄前儿童平衡膳食宝塔

幼儿的合理营养，是指膳食中含有机体所需的一切营养素和热量，摄入的食物满足幼儿身心需要，易消化，促进食欲，不含对机体有害的物质，幼儿能按时、有规律地进餐。合理营养体现在膳食上就称为平衡膳食。

营养是保证幼儿生长发育和身心健康最重要的因素。在安排幼儿营养膳食时，应遵循种类全面、品种丰富的原则，科学合理地搭配各种食物。我园严格按照3~6岁幼儿膳食指南中所要求的各营养素进行搭配。

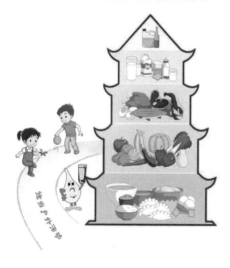

学龄前儿童平衡膳食宝塔

油、糖、盐类 减少吃	油 20~25g 盐 <3g
乳制品　吃适量	乳制品 350~500g
肉、鱼、蛋及豆 吃适量	肉鱼蛋 70~105g 豆 15g
瓜菜类、水果类 吃多些	瓜菜类 250~300g 水果类 150g
五谷类　吃最多	谷类 100~150g

（三）科学合理地安排三餐

在安排幼儿膳食中，要科学合理地安排三餐，注意各种营养素的搭配，一定要做到粗细粮搭配、荤素菜搭配、甜咸搭配、干稀搭配，两点一餐主副食花样不重复。早餐以主食为主、优质蛋白为辅。早点热量占全天总热量的30%。午餐主副食并重，两菜一汤，菜品为一荤一素，多选用季节性蔬菜，午餐热量占全天总热量的40%左右。晚餐安排脂肪较少、易于消化的食物，减少油炸食品和甜食的供给，热量占全天总热量的30%左右。

执行合理的进餐时间和次数，是保证幼儿正常生理活动的需要。幼儿进餐提倡定时、定点、定量。定时就是吃饭有一定的时间，两餐之间有一定的间隔，间隔时间以3~4小时为宜；定点就是幼儿吃饭时要有一定的地点和固定位置；定量是要根据制订的膳食计划、规定的进食量去实施。

三、科学配餐的方法

3~6岁幼儿正处在身体生长、智力发育的关键期，这个时期的特点是新陈代谢旺盛，生长发育与活动需要的物质和能量增多。很多家长只知道让孩子多吃鱼、肉、虾、菜等，可是往往忽略了含有丰富营养的谷类食物。幼儿谷物摄取量不足，同样会使营养失衡。因为：（1）谷类能提供人体所需的70%以上的热量和50%的蛋白质；（2）谷类中含丰富的B族维生素，其中维生素B_1可增加食欲、帮助消化，促进幼儿的生长发育；维生素B_2可预防口角炎、唇炎、舌炎等；（3）谷类还能提供一定的植物性蛋白质，这些营养对幼儿生长发育起着极其重要的作用；（4）谷类中还有含量丰富的矿物质，主要包括钙、磷、钾、铁、铜、锰、锌等；（5）谷类中脂肪含量少，大部分为不饱和脂肪酸，容易吸收和摄取；（6）谷类还含有少量的卵磷脂，这是人类大脑必需的营养成分，可以促进大脑的发育。

我们在食物原有花色品种的六个搭配基础上不断充实新的内容。

（1）米面搭配——米饭与面点的搭配，从多种组合上保证了幼儿碳水化合物的摄入。

（2）粗细搭配——粗粮与细粮的搭配，如红薯、玉米、南瓜、糯米、米仁和大米进行搭配，以提高食物的营养价值。

（3）干湿搭配——牛奶与饼干的搭配，米饭与汤的组合，粥与午点的组合，可以提高幼儿营养的吸收率，增加水分以达到补充营养的作用。

（4）咸甜搭配——干湿甜点心与湿干咸点心的搭配，以控制食用糖和盐的过量摄入，使幼儿能每天均衡地食用糖和盐。

（5）动物蛋白与植物蛋白的搭配——动物类食品（鱼、肉、虾、鸡、鸭、蛋等）与豆制类（豆腐、香干、百叶、黄豆、赤豆等）食品的搭配，重视植物蛋白的摄入，保证幼儿获得优质蛋白质，提高蛋白质的互补作用及生理价值。

（6）深绿色蔬菜、浅色蔬菜和水果的搭配——大多数深色蔬菜所含的微量元素和维生素比浅色蔬菜和水果高。餐后或餐前一小时供应适量的水果，保证了微量元素和维生素的摄入，并提高了利用率。根据季节特点提供恰当食物。春季，天气暖和，幼儿生长特别快，我们及时给幼儿补充富含钙质和维生素D的食物。例如：多安排虾皮、虾仁干、海鱼、紫菜、海带和绿色蔬菜、豆制品等，同时食用活性钙片和鱼肝油。夏季，幼儿消耗体能很大，我们安排幼儿多吃清淡、消暑的食品。如绿豆米仁粥、番茄冬瓜蛋汤、烩四片（黄瓜片、南瓜片、土豆片、香菇片），同时增加西瓜的食用量。秋季，天气干燥，是幼儿增长体重的最佳时节，我们及时供给幼儿热量高的食品，同时，又注意预防幼儿肥胖，并提供冰糖白萝卜水、冰糖雪梨银耳羹等具有润肺去燥功效的保健营养汤羹。冬季，天气寒冷，是幼儿储存能量的最好季节，幼儿既要储存热能抵抗寒冷，又要储存热能满足日益生长的需要，我们就让幼儿适量多吃点甜食，如酒酿小圆子、赤豆山芋羹和红烧小肉、酱汁鸭块等味浓色深的菜肴和点心，使幼儿获得足够的热能，利于其生长发育。

附：两周带量食谱

星期一	早餐	食谱	带量 / 人（克）	
		奶香小馒头	全脂奶粉	（5）
			面粉	（30）
			加锌绵白糖	（3）
		咸鸭蛋	鸭蛋	（30）
		二米红枣粥	稻米	（10）
			小米	（5）
			枣（干）	（3）

	加餐	食谱	带量 / 人（克）	
		三元鲜奶	牛奶	（200）

	午餐	食谱	带量 / 人（克）	
		打卤面	鸡蛋	（30）
			金针菜	（10）
			黑木耳	（10）
			猪肉	（10）
			面粉	（60）

| | | 番茄 | （80） |
| | | 花生油 | （5） |

| 芹菜码 | 芹菜 | （75） |

| 原汤 | 面粉 | （5） |

午点	食谱	带量 / 人（克）
	梨	梨	（150）

晚餐	食谱	带量 / 人（克）
	米饭	稻米	（60）
	绣球丸子	猪肉	（40）
		豆腐	（20）
		花生油	（5）
		胡萝卜	（50）
	虾皮炒油菜	油菜	（100）
		花生油	（5）
		虾皮	（10）
	虾皮香菜萝卜汤	白萝卜	（30）
		虾皮	（5）
		香菜	（2）
		香油	（1）

早餐	食谱	带量 / 人（克）
	腐乳千层饼	腐乳	（5）
		全脂奶粉	（5）
		面粉	（30）

星期二

	五香鸡蛋	鸡蛋	（40）
	菠菜蛋花柳叶汤	面粉	（10）
		鸡蛋	（5）
		菠菜	（20）

加餐	食谱	带量/人（克）	
	三元鲜奶	牛奶	（200）

午餐	食谱	带量/人（克）	
	米饭	稻米	（50）
	黄豆焖鸡翅	鸡翅	（60）
		黄豆	（20）
		花生油	（5）
	鲜菇炒油菜	蘑菇	（5）
		油菜	（90）
		花生油	（5）
	黄瓜鸡蛋汤	黄瓜	（20）
		鸡蛋	（10）

午点	食谱	带量/人（克）	
	哈密瓜	哈密瓜	（150）

晚餐	食谱	带量/人（克）	
	椒盐花卷	全脂奶粉	（10）
		面粉	（60）
		花生油	（5）

	番茄羊肉山药	羊肉	（20）
		山药	（30）
		胡萝卜	（30）
		番茄	（50）
		花生油	（5）
	南瓜大米粥	南瓜	（20）
		稻米	（15）

早餐	食谱	带量 / 人（克）
	热狗	全脂奶粉	（5）
		面粉	（30）
		肠	（15）
	鸡蛋羹	鸡蛋	（50）

加餐	食谱	带量 / 人（克）
	三元鲜奶	牛奶	（200）

午餐	食谱	带量 / 人（克）
	米饭	稻米	（50）
	水晶大虾仁	虾仁	（80）
		玉米粒	（15）
		豌豆	（10）
		彩椒（红）	（20）
		鸡蛋	（10）
		花生油	（5）
	番茄圆白菜	圆白菜	（80）
		番茄	（30）

		花生油	（5）
丝瓜鸡蛋汤		丝瓜	（10）
		鸡蛋	（10）

午点	食谱	带量 / 人（克）
苹果	红富士苹果（150）	

晚餐	食谱	带量 / 人（克）
豆沙包	豆沙	（10）
	全脂奶粉	（10）
	面粉	（55）
樱桃肉	豌豆	（5）
	胡萝卜	（30）
	猪肉	（30）
	番茄	（50）
	花生油	（5）
状元粥	稻米	（20）
	花生米	（2）
	芝麻籽	（2）
	核桃	（2）

星期四

早餐	食谱	带量 / 人（克）
糖三角	红糖	（5）
	全脂奶粉	（5）
	面粉	（30）
煮鸡蛋	鸡蛋	（30）

西红柿珍珠汤	鸡蛋	（10）
	面粉	（15）
	番茄	（15）

加餐	食谱	带量/人（克）
三元鲜奶	牛奶	（200）

午餐	食谱	带量/人（克）
二米饭	稻米	（50）
	小米	（10）
双耳鸡肝	胡萝卜	（40）
	银耳	（2）
	黑木耳	（5）
	番茄	（50）
	黄瓜	（10）
	鸡肝	（20）
	花生油	（5）
蚝油生菜	生菜	（90）
	花生油	（5）
虾皮紫菜鸡蛋汤	紫菜	（3）
	虾皮	（5）
	鸡蛋	（10）

午点	食谱	带量/人（克）
香蕉	香蕉	（150）

晚餐	食谱	带量 / 人（克）	
	奶香玉米饼	全脂奶粉	（10）
		小米	（40）
		玉米面	（20）
	土豆小炒肉	胡萝卜	（40）
		彩椒	（8）
		花生油	（5）
		猪肉	（20）
		马铃薯	（40）
	银耳百合绿豆粥	稻米	（10）
		银耳	（2）
		百合	（2）
		绿豆	（5）

星期五

早餐	食谱	带量 / 人（克）	
	芝麻酱糖佛手	全脂奶粉	（5）
		芝麻酱	（10）
		面粉	（30）
		加锌绵白糖	（3）
	茶叶蛋	鸡蛋	（45）
	养生薏米粥	稻米	（10）
		薏米	（3）
		小米	（3）

加餐	食谱	带量 / 人（克）	
	三元鲜奶	牛奶	（200）

午餐	食谱	带量 / 人（克）
	南瓜红豆饭	南瓜　（8）
		红小豆　（22）
		稻米　（55）
	红烧龙利鱼	花生油　（5）
		龙利鱼　（100）
	珊瑚豆腐	豌豆　（5）
		花生油　（5）
		豆腐　（20）
		胡萝卜　（40）
	香菜冬瓜汤	冬瓜　（20）
		香菜　（2）

午点	食谱	带量 / 人（克）
	火龙果	火龙果　（150）

晚餐	食谱	带量 / 人（克）
	意大利炒面	火腿肠　（20）
		面粉　（60）
		胡萝卜　（30）
		黄瓜　（10）
		花生油　（5）
		鸡蛋　（10）
	珍珠翡翠白玉汤	菠菜　（10）

星期一	早餐	食谱	带量/人（克）	
		奶香馒头	面粉	（30）
			全脂奶粉	（5）
		香葱摊鸡蛋	鸡蛋	（50）
			花生油	（5）
			大葱	（5）
		大米粥	稻米	（15）

加餐	食谱	带量/人（克）	
	三元鲜 AD 钙奶	牛奶	（200）

午餐	食谱	带量/人（克）	
	米饭	稻米	（60）
	红烧肉炖海带	猪肉	（30）
		海带	（20）
		胡萝卜	（50）
		花生油	（50）
	素炒白菜	大白菜	（80）
		花生油	（5）
	海米冬瓜汤	冬瓜	（20）
		海米	（4）
		香菜	（2）

午点	食谱	带量/人（克）	
	草莓	草莓	（120）

四豆汤	黄豆	（15）
	绿豆	（15）
	芸豆	（15）
	黑豆	（15）

晚餐	食谱	带量/人（克）
鸡丝卤面	面条	（60）
	豆腐干	（5）
	金针菜	（5）
	木耳	（3）
	鸡蛋	（20）
	芝麻油	（2）
	鸡胸脯肉	（25）
	蘑菇	（10）
油菜码	油菜	（50）
原汤	切面	（5）

早餐	食谱	带量/人（克）
热狗	面粉	（30）
	肠	（10）
	全脂奶粉	（5）
清香鸡蛋	鸡蛋	（50）
西红柿挂面汤	挂面	（15）
	鸡蛋	（15）
	西红柿	（10）

星期二

保健医你说

科学搭配

加餐	食谱	带量 / 人（克）	
	三元鲜 AD 钙奶	牛奶	（200）
	果园老农腰果	腰果	（10）

午餐	食谱	带量 / 人（克）	
	碎金饭	稻米	（50）
		玉米碴	（15）
	虾仁豆腐	豆腐	（15）
		虾仁	（60）
		黄瓜	（10）
		玉米	（5）
		豌豆	（5）
		花生油	（5）
	香菇油菜	油菜	（80）
		蘑菇	（5）
		花生油	（5）
	香菜萝卜汤	香菜	（5）
		白萝卜	（20）

午点	食谱	带量 / 人（克）	
	猕猴桃	中华猕猴桃	（120）
	四豆汤	黄豆	（15）
		绿豆	（15）
		芸豆	（15）
		黑豆	（15）

晚餐	食谱	带量 / 人（克）
	菜馅窝头	玉米面　（60）
		鸡蛋　（10）
		胡萝卜　（30）
		小白菜　（10）
		大葱　（5）
		全脂奶粉　（10）
	茄汁肉片山药	猪肉　（30）
		山药　（50）
		花生油　（5）
		番茄酱　（5）
	红枣粥	稻米　（15）
		金丝小枣　（5）

早餐	食谱	带量 / 人（克）
	枣泥包	面粉　（30）
		全脂奶粉　（5）
		枣　（5）
	五香鸡蛋	鸡蛋　（50）
	黑芝麻糊	黑芝麻糊粉　（15）

加餐	食谱	带量 / 人（克）
	三元鲜 AD 钙奶	牛奶　（200）

星期三

保健医你说

科学搭配

午餐	食谱	带量 / 人（克）	
	米饭	稻米	（60）
	酱爆鸡丁	胡萝卜	（30）
		马铃薯	（20）
		鸡胸脯肉	（25）
		花生油	（5）
		黄酱	（2）
	翡翠蒜香西蓝花	西蓝花	（80）
		大蒜	（2）
		花生油	（5）
	菠菜粉丝汤	粉丝	（5）
		菠菜	（20）

午点	食谱	带量 / 人（克）	
	香蕉	香蕉	（120）
	四豆汤	黄豆	（15）
		绿豆	（15）
		芸豆	（15）
		黑豆	（15）

晚餐	食谱	带量 / 人（克）	
	双色花卷	小麦面粉	（60）
		南瓜	（15）
		全脂奶粉	（10）
	肉片鲜蘑	蘑菇	（30）
		猪肉	（20）

		花生油	（5）
		黄瓜	（30）
营养猪肝粥		小米	（12）
		猪肝	（15）

早餐	食谱	带量 / 人（克）	
	鸡蛋饼	小麦面粉	（30）
		鸡蛋	（20）
		大葱	（5）
		花生油	（3）
	五香芸豆	芸豆	（10）
	小米粥	小米	（15）

加餐	食谱	带量 / 人（克）	
	三元鲜 AD 钙奶	牛奶	（200）
	果园老农开心果	开心果	（10）

午餐	食谱	带量 / 人（克）	
	紫米饭	稻米	（50）
		黑米	（10）
	清蒸鲷鱼	花生油	（5）
		鲷鱼	（80）
		彩椒	（20）

西芹百合	西芹	（80）
	百合	（5）
	花生油	（5）
金针菇汤	金针菇	（15）

午点	食谱	带量/人（克）
火龙果	火龙果	（120）
四豆汤	黄豆	（15）
	绿豆	（15）
	芸豆	（15）
	黑豆	（15）

晚餐	食谱	带量/人（克）
麻酱糖花卷	小麦面粉	（60）
	芝麻酱	（8）
	绵白糖	（5）
	全脂奶粉	（10）
木须肉	黄瓜	（25）
	猪肉	（15）
	鸡蛋	（15）
	木耳	（3）
	花生油	（3）
八宝粥	稻米	（2）
	小米	（2）
	红小豆	（1.5）
	花生米	（2）
	枣	（2.5）
	黑米	（2.5）

芸豆	（2）	
莲子	（2.5）	
红糖	（2）	

早餐	食谱	带量 / 人（克）	
紫米面发糕	全脂奶粉	（5）	
	小麦面粉	（30）	
	黑米	（5）	
鸡蛋羹	鸡蛋	（50）	

加餐	食谱	带量 / 人（克）	
三元鲜 AD 钙奶	牛奶	（200）	

午餐	食谱	带量 / 人（克）	
三鲜馅包子	面粉	（60）	
	猪肉	（20）	
	韭菜	（40）	
	虾仁	（15）	
	鸡蛋	（15）	
	木耳	（2）	
	蘑菇	（2）	
八宝酱菜	八宝菜	（10）	
香浓玉米粥	玉米面	（20）	
	面粉	（20）	

星期五

午点	食谱	带量 / 人（克）	
	红富士苹果	红富士苹果（120）	
	四豆汤	黄豆	（15）
		绿豆	（15）
		芸豆	（15）
		黑豆	（15）

晚餐	食谱	带量 / 人（克）	
	咖喱鸡肉饭	花生油	（5）
		稻米	（60）
		鸡胸脯肉	（10）
		洋葱	（25）
		胡萝卜	（25）
		马铃薯	（10）
	白菜汤	大白菜	（20）

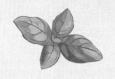

幼儿园里说美食

厨师对你说
美食制作

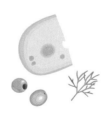

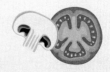

特色美食

中国的传统美食，绝不仅仅是食物，更蕴含着中国源远流长的饮食文化。中国饮食文化，是中华文化的重要组成部分。在现如今大量洋快餐充斥孩子们的餐桌时，我们幼儿园将传统小吃、菜肴引入孩子们的食谱中，让孩子们品尝中国味、北京味，来感受中华传统饮食文化。让我们的传统文化与美食传承下去。

幼儿园秉承着传承与发扬的理念，在传承饮食文化的基础上，我园的厨师还根据幼儿们的饮食喜好、膳食平衡、营养搭配、节气时令等科学饮食方法，不断创新出多种菜品、汤品，丰富孩子们的日常饮食。这些创意美食不仅营养美味，而且形态可爱，深受家长和孩子们的喜爱，形成了我园特有的招牌美食。

经典制作

发面

原　料 面粉 500 克　绵白糖 20 克　酵母 10 克　水 250 克

制　作 将所有原料一起放在盆里搅拌均匀，并揉至光滑，30℃醒发 15 分钟备用。

温馨提示 冬天可以用 30℃的温水和面，也可将其放在暖气旁发酵。

肉馅

原　料 肉馅 500 克　大葱花 300 克　盐 15 克　糖 50 克　酱油 20 克　老抽 20 克　香油 20 克　姜末 5 克　广合腐乳 2 块　胡椒粉 2 克　清水 150 克

制　作 将肉馅、盐、糖、酱油、老抽、姜末、腐乳、胡椒粉放入盆中（分次加入清水 150 克），搅拌至上劲，再加入葱花、香油拌匀备用。

温馨提示 葱花和香油一定要先拌匀，再和肉馅一起拌匀，这样可以避免臭葱味道。

厨师对你说

美食制作

037

韭菜糊饼——十里飘香

　　糊饼是一道传统美食，口感绵软酥脆，醇香可口，非常适合晚餐食用。

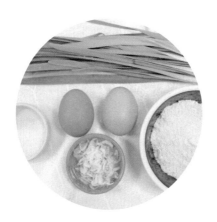

原　料　中粗玉米面 350 克　水 250 克　韭菜 500 克　鸡蛋 3 个　虾皮 20 克
盐 5 克　香油 15 克

制作方法　1. 将玉米面加水拌匀至半糊状态。

　　　　　2. 韭菜摘好、洗净、切碎备用。

　　　　　3. 将两个炒好的鸡蛋、虾皮、盐、香油和一个生鸡蛋同韭菜拌

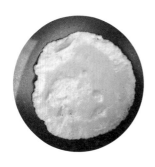
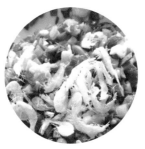
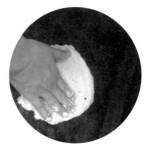

匀备用。

4. 电饼铛预热 200℃，将玉米面放在铛里并抹平，再将拌好的韭菜摊在上面烙熟即可出锅，切件装盘食用。

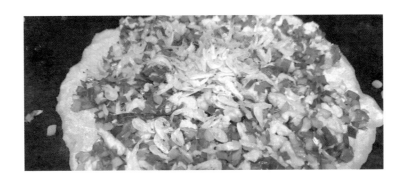

温馨提示 韭菜不宜过早拌出来，早拌容易出水，香油先同韭菜拌匀可以缓解出水。

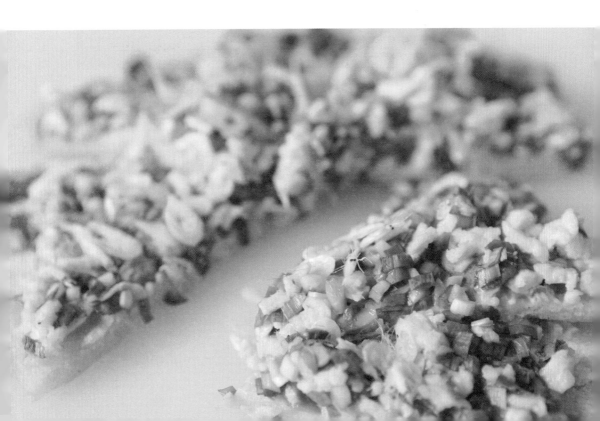

麻酱糖花卷——容易吃成花脸猫

麻酱糖花卷是一道北京特色面食，当看到厚厚的红糖麻酱就有一种流口水的冲动，忍不住拿起一个咬上一口。一日三餐都适合食用。

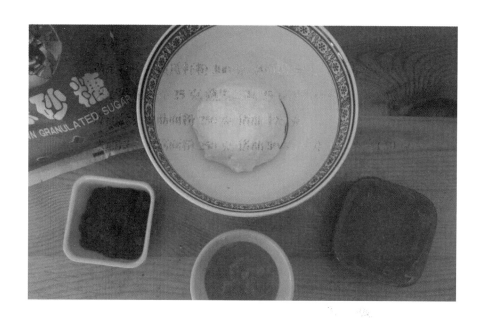

原　料 发面 150 克 麻酱 50 克 红糖 50 克 色拉油 50 克

制作方法 1. 将麻酱、红糖放在一个盆里，用筷子搅拌均匀并分次加入色拉油继续搅拌至均匀备用。

2. 用擀面杖将发面团擀成厚度为 5 毫米的长方形面片，用馅尺子把拌好的麻酱均匀地抹在面片上，从长边由外向里卷起成卷。

3. 用刀将卷好的卷切成 3 厘米段，用手将切完卷拧成花卷形码在蒸屉上醒发 15 分钟。

4. 醒发好后，上蒸锅大火蒸 25 分钟，出锅码在盘上即可食用。

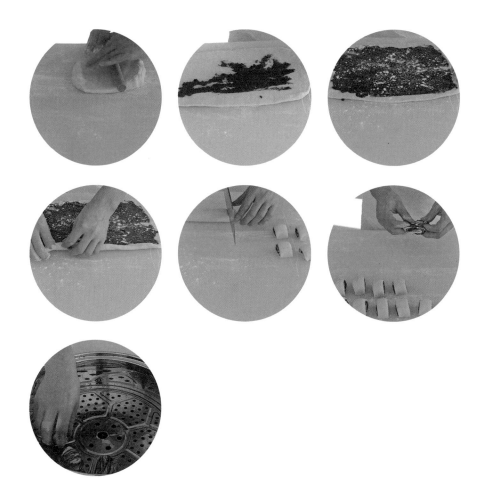

1.红糖如有结块可以用擀面棍擀散开再用。

2.如不喜欢油多的，调麻酱时可以将色拉油换成水。

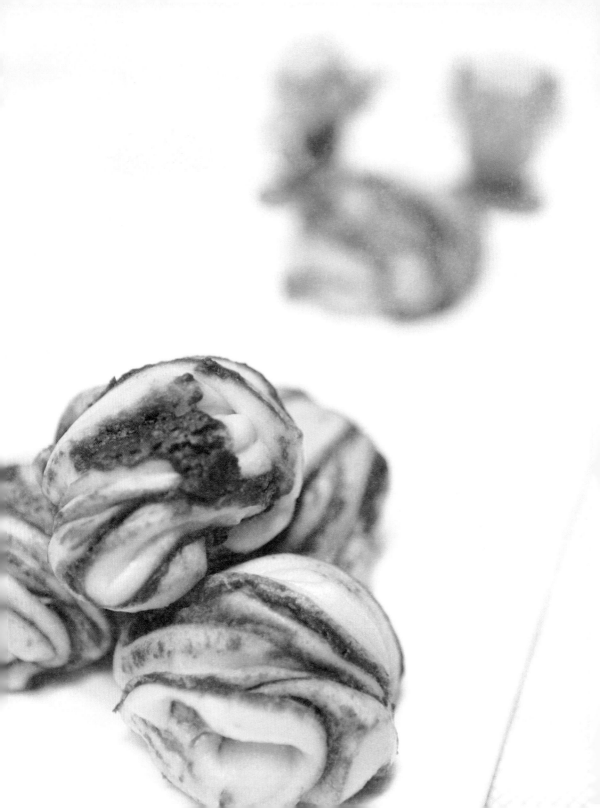

豆沙如意卷——老北京的头牌小吃

这道点心是将"驴打滚"的传统卷法稍加改变,"驴打滚"外层粘满豆面,呈金黄色,豆香馅甜,入口绵软,别具风味,是老少皆宜的传统风味小吃。

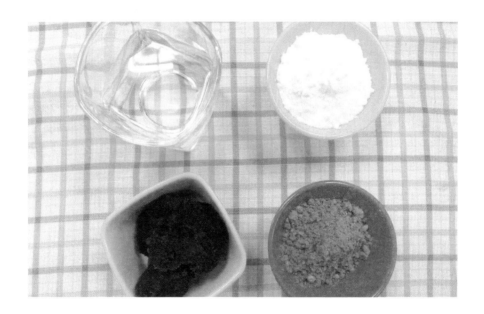

原　　料　糯米粉200克 豆沙馅100克 清水200克 黄豆面200克

制作方法　1. 将黄豆面用中火炒熟,晾凉备用。

2. 将200克糯米粉加入200克水和成面糊状上蒸锅大火蒸熟,出锅晾凉备用。

3. 先在案板上撒一层熟黄豆面,再将熟面团放在上面,面团上面再撒一层熟黄豆面,用擀面杖将熟面团擀成长方形面片。

4. 将豆沙馅用馅尺子均匀地抹在面片上,由两边向中间卷成卷。

5. 卷好后用刀切成段装盘即可食用。

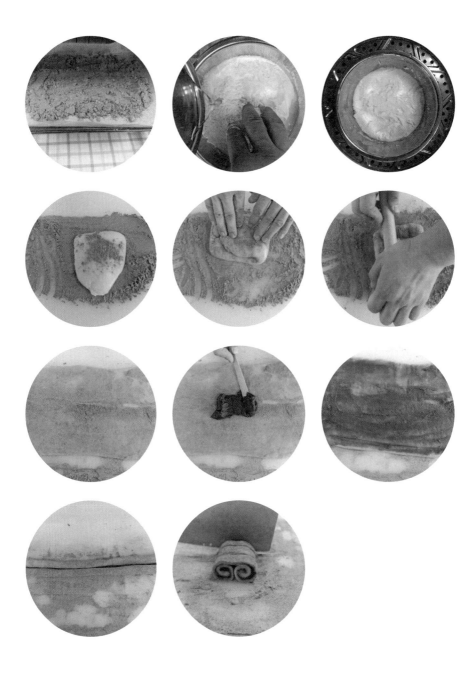

温馨提示 1. 制作时要用熟食专用工具，如无工具则一定要将用具消毒。

2. 蒸糯米粉面糊时要在容器内刷一层色拉油防止粘连。

3. 炒黄豆面时要用铲子不停地翻动以防止受热不均导致局部先糊，炒至有香味、颜色有点发深即可。

4. 卷时也可以从两个长边向中间卷，再切段摆盘。

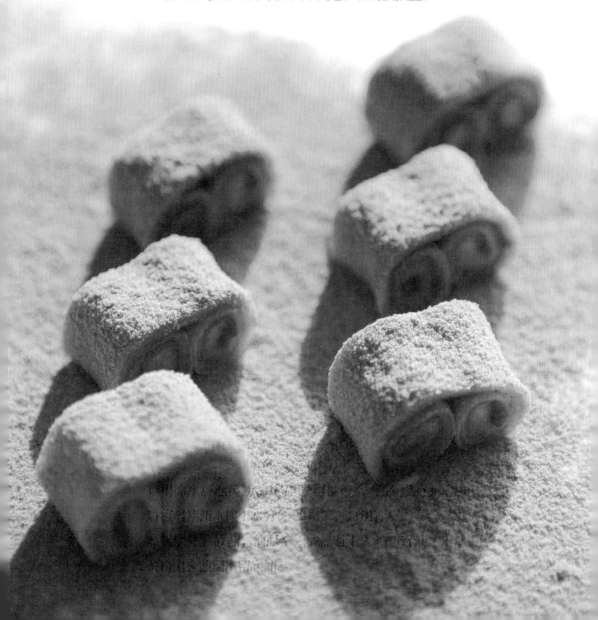

豆腐脑——既温暖又有营养

豆腐脑是北京的传统风味小吃。豆腐脑色白软嫩，鲜香可口。豆腐脑在北京都是清真的，卤的味道堪称一绝，卤不泄，脑嫩而不散，清香扑鼻。用切得薄薄的鲜羊肉片、上等口蘑、淀粉、酱油打出的卤汁橙红透亮，非常鲜美。吃的时候，舀起一块白嫩的豆腐脑，浇上一勺厚卤，就着刚出炉的芝麻小烧饼这么一吃，满嘴喷香。

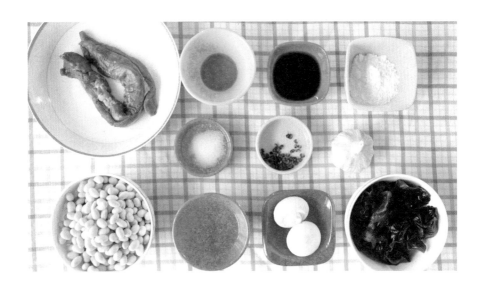

原　料　　主料：干黄豆 500 克

配料：瘦嫩羊肉 50 克 葡萄糖酸内酯 4 克 生粉 100 克 口蘑 50 克 水发木耳 50 克

调料：精盐 3 克 酱油 5 克 香油 1 克 花椒油 1 克

制作方法　　1.制豆腐脑：（1）将黄豆用凉水泡发（春、秋季需泡 3~6 个小时，夏季泡 2 个小时，冬季泡 7~8 个小时，天冷急用，可用温水泡），加水约 500 克磨成稀糊，越细越好。然后再加凉水 500 克搅匀后，装入布袋反复滤出浆水，直到豆渣不腻为止（500 克豆出 350 克浆汁为宜）。然后撇去浆汁上的浮沫，用大火烧浮，随即舀出约1/3的浆汁，另用盆盛起，其余的浆汁倒在另一保温的瓷桶内，面上的泡沫，也要撇清；（2）将盛出的浆汁与葡萄糖酸内酯充分融合，倒入保温瓷瓶翻匀，静置5分钟后，撇去浮沫，下面凝结起来的就是豆腐脑。

2.浇卤：将羊肉切薄片，木耳切丝，将口蘑洗净用100克的水浸泡，取出口蘑切片。用泡口蘑的汁水、盐、生粉调成芡汁待用。另起锅，先加入1000克的凉水烧沸，放入切好的羊肉片，口蘑片，木耳丝加上盐、酱油再烧沸，将调好的芡汁边倒入边搅动，即成浇卤，倒入盛器内，浇上香油花椒油即成。

3. 食用时先将豆腐脑盛在碗内，豆腐脑上浇卤即可食用。

温馨提示 做豆腐脑的方法有很多种，其基本原理都是通过添加凝固剂使豆浆中的蛋白质凝固，凝固剂有很多种，通常我们日常生活中和市面上使用的有三种：石膏、内酯、盐卤。而做豆腐脑主要用石膏或内酯。

也可买现成的豆浆来制作豆腐脑，或者直接在超市买内酯豆腐更加方便。

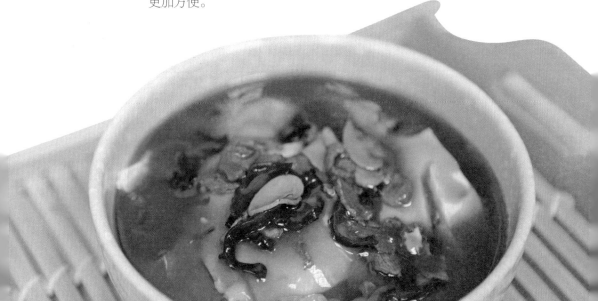

面茶——逛庙会时的特色热饮

面茶是一种北京传统风味小吃。面茶不是茶汤，而是用糜子面或小米面煮成的糊状物，表面淋上芝麻酱，芝麻酱要提起来拉成丝状转着圈浇在面茶上。

老北京人喝面茶，讲究不用勺不用筷，而是要一手拿碗，先把嘴巴拢起，贴着碗边，转着圈喝。面茶很烫，其实用吸溜更加恰当。碗里的面茶和芝麻酱一起流到碗边再入口中，每一口都是既有芝麻酱又有面茶，要的就是这种感觉，这种味道！

原 料 糜子面或小米面 250 克 芝麻酱 50 克 香油 3 克 芝麻椒盐 2 克
盐 2 克

制作方法 1. 将糜子面熬成黏度较高的粥糊。

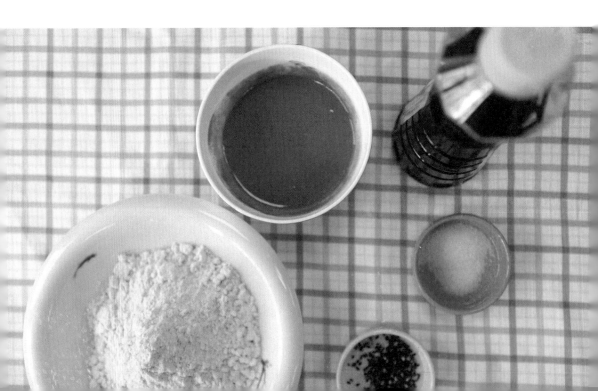

2.将糜子面盛到碗里，不要盛太满，留出点富余淋芝麻酱。

3.把芝麻酱用香油和软并加入盐，然后均匀地淋在面茶上面，再撒上少许的芝麻椒盐调味，就可以饮用了。喝的时候可以沿着碗边喝，小心烫口。

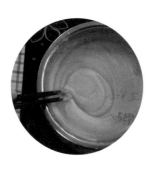 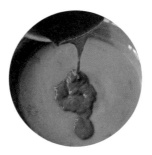

温馨提示 面茶还可加白糖制作成甜味面茶，一般常作为早点、夜宵，有暖胃祛寒的功效。

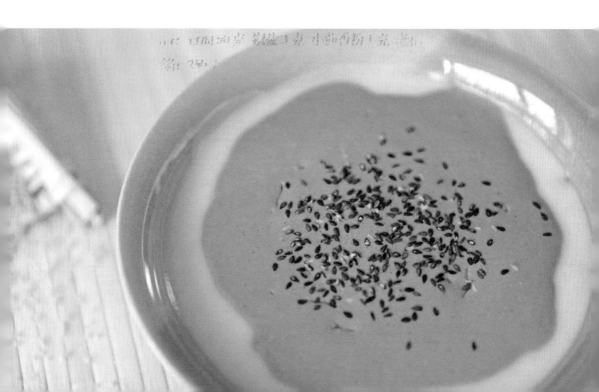

大懒龙——儿时的记忆

　　大懒龙是晚餐的不二选择，懒龙在蒸锅里接近成熟时散发出来的香气，对于上了一天课的小朋友来说有着相当强的诱惑力，再配上一碗杂粮粥，感觉好极了呢！

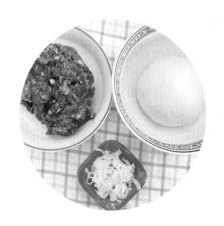

原　　料　肉馅 300 克　发面 500 克

制作方法　用擀面杖将发面团擀成长方形面片，再用馅尺子把肉馅抹在面
　　　　　　片上，从长边由外向内卷成卷，码放蒸屉中 30℃醒发 15 分钟，
　　　　　　上蒸锅大火蒸 30 分钟出锅切件装盘即可食用。

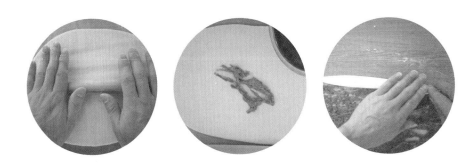

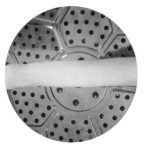 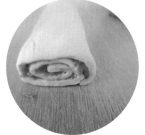 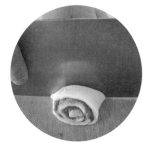

1. 根据个人喜好可以将发面换成呆面。

2. 根据个人口味可以不用大葱，换成自己喜欢的其他蔬菜。

3. 也可先切段再上蒸锅蒸。

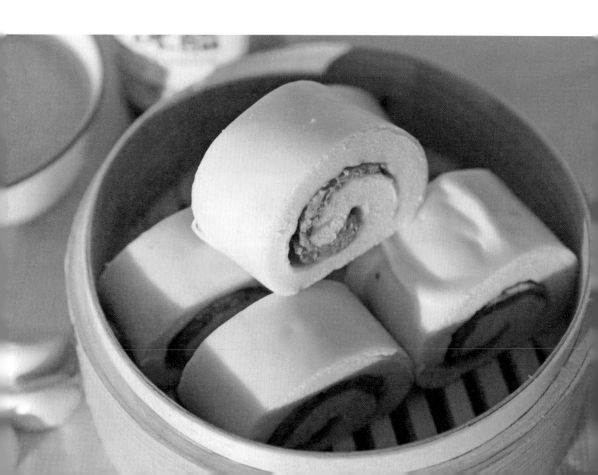

炒疙瘩——锻炼小牙齿

炒疙瘩是北京特有的一种传统小吃。已有近百年历史，在制作过程中煮炒兼用，颜色焦黄，配以时令蔬菜，选料考究。吃起来绵软又有劲，越嚼越香。实为小吃中不可多得的佳品。特点：滑爽可口，营养丰富。

原　料　主料：面粉 200 克 水 80 克 玉米面 50 克

配料：猪里脊肉 80 克 胡萝卜 40 克 黄瓜 40 克 豌豆 20 克 青椒 20 克 红椒 20 克

调料：盐 2 克 酱油 10 克 油 30 克 湿淀粉 15 克 葱花 5 克

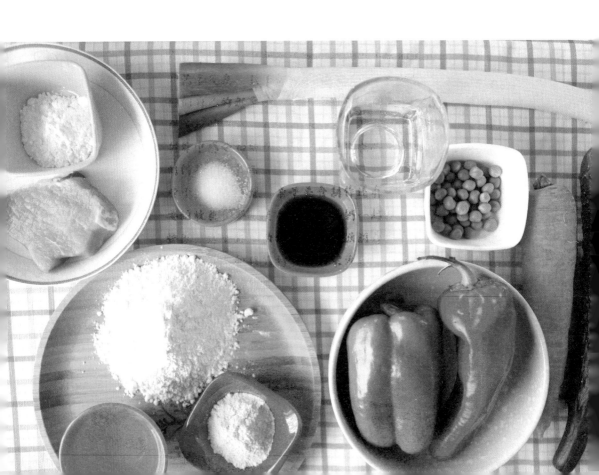

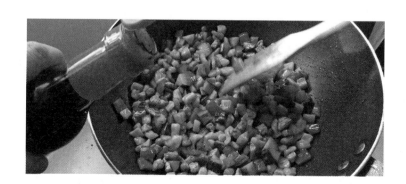

制作方法 1.面粉加水揉成面团，后揉成长条，切成1厘米见方的小疙瘩，撒上玉米面抖散。里脊肉洗净切成1厘米见方的丁，并加入5克酱油和湿淀粉抓匀上浆。豌豆洗净，胡萝卜、黄瓜、青椒、红椒洗净切丁备用。

2.锅中加清水大火烧开，然后加入面疙瘩，煮熟捞出过凉水备用。

3.锅上火烧热后放油，烹入葱花，下入肉丁煸至成熟后放入胡萝卜继续煸炒，然后加入黄瓜、青椒、红椒翻炒至熟，面疙瘩沥水放入锅中，加酱油、盐翻炒均匀即可出锅。

温馨提示 1. 疙瘩面要和得硬一些，煮时要顺着一个方向不停搅动，并随时把粘在一起的疙瘩拨散，待疙瘩全部漂起才算成熟。

2. 配料中的蔬菜可根据季节不同选用时令蔬菜，营养更加丰富。

3. 此菜品口感筋道，适合幼儿提高咀嚼能力。

4. 超市里有卖现成的生面疙瘩，买回家就能用，非常方便。

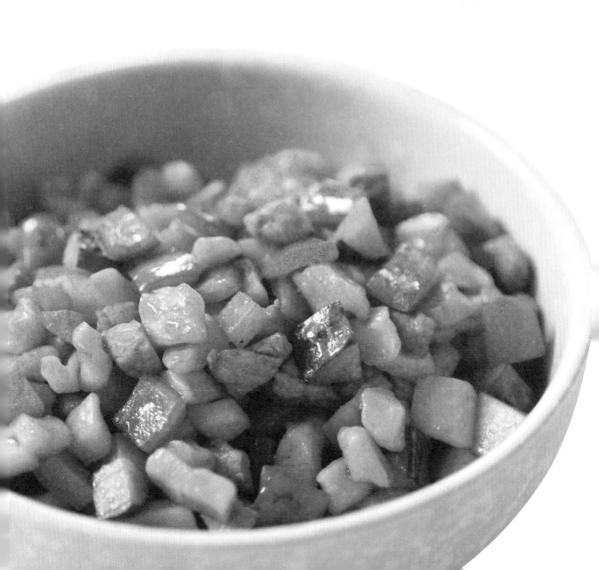

爸爸私房炸酱面——北京人做的北京味儿

面条易于消化吸收，有改善贫血、增强免疫力、平衡营养吸收等功效。配料的搭配有荤素两种，搭配合理，也可给身体提供足够的热量。

原　料　切面 500 克 水发黄豆 30 克 绿豆芽 30 克 带皮猪五花肉 300 克 心里美萝卜 30 克 黄瓜 30 克 甜面酱 1 袋（天源）干黄酱 1 袋（六必居）葱花 50 克 姜末 8 克 蒜末 5 克 大料 3 克 老抽 2 克 白糖 5 克 料酒 3 克 花生油 80 克

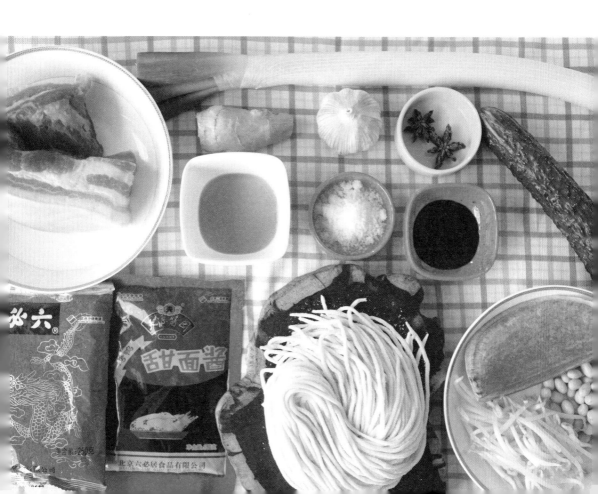

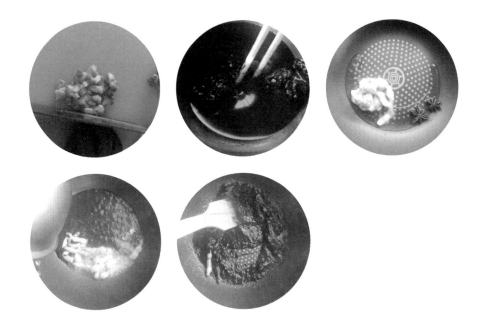

制作方法　1. 黄豆入开水锅煮熟捞出，豆芽入锅焯熟捞出，五花肉切成半厘米见方的小丁。心里美萝卜去皮后和黄瓜切丝。将干黄酱用200毫升温水澥开备用。

2. 炒锅上火倒油烧热，放葱花25克、姜末、蒜末煸出香味，下入大料和五花肉丁，中小火煸炒，待煸出猪油，烹入料酒去腥，再加入老抽炒匀，把甜面酱和澥好的黄酱倒进锅里中火炒出酱香，然后改小火慢慢炒制30分钟，直到酱和油分离，关火加入白糖和另外25克葱花，搅拌均匀，利用余温将葱花焖熟。炸酱就做好了。

3. 另用锅烧开水将面条煮熟后捞出。浇上炸酱撒上菜码儿，吃时拌在一起即可。

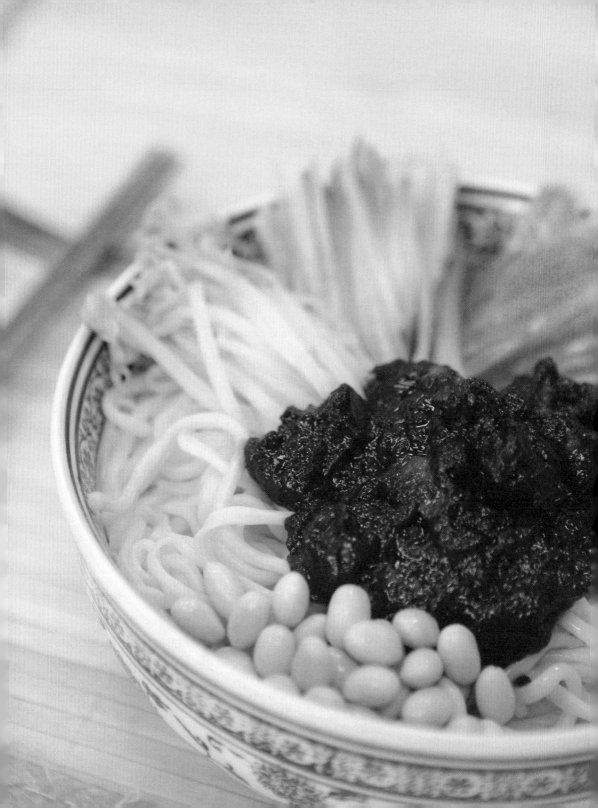

园区招牌

三鲜鸡蛋豆腐——Q 弹爽滑

　　鸡蛋豆腐，也叫玉子豆腐、日本豆腐，与传统的豆腐味道截然不同。其实就是蒸蛋豆腐，成分没有大豆，鸡蛋打匀，兑水，蒸熟，切块而成。所以吃起来蛋香浓郁，口感十分嫩滑。

原　　料　　主料：鸡蛋豆腐 300 克

配料：虾仁 40 克 鲜贝 40 克 鲜鱿鱼 40 克 青椒 20 克 红椒 20 克

调料：盐 2 克 蚝油 3 克 葱姜水 50 克 蒜片 3 克 生粉 10 克 油 500 克

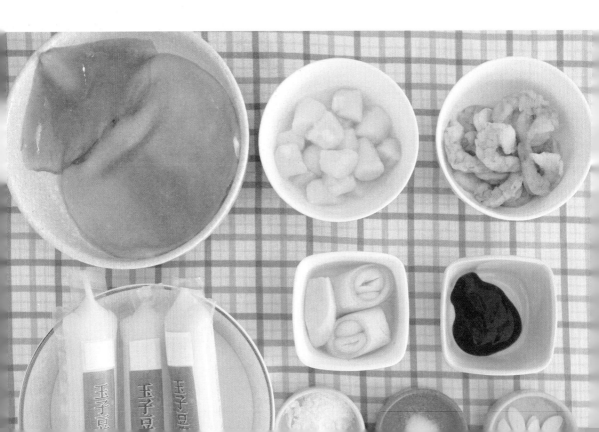

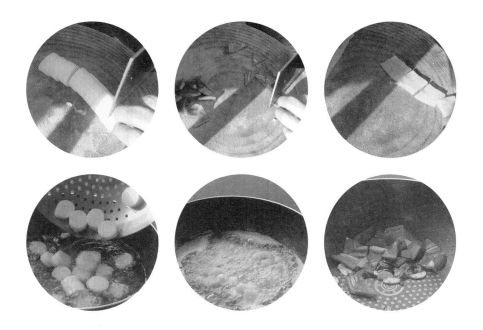

制作方法 1. 虾仁、鲜贝洗净，鱿鱼洗净切成小块，青红椒洗净切成小块，鸡蛋豆腐切块，在碗内加入生粉和 30 克清水搅匀备用。

2. 锅烧油至六成热，下入鸡蛋豆腐炸至金黄色捞出控油，再下入虾仁、鲜贝、鱿鱼加热 10 秒捞出控油，将油倒出留底油。

3. 锅上火放蚝油、蒜片、青红椒煸香，放入葱姜水烧开，再放入主配料烧制 2 分钟，淋入搅拌好的水生粉，均匀翻炒至芡汁明亮成熟即可出锅。

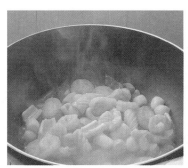
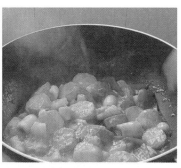

温馨提示 1. 鸡蛋豆腐在炸制时可能会溅出油点烫伤皮肤，要格外小心。

2. 此菜品蛋香浓郁，色泽美观，营养丰富，幼儿非常喜爱。

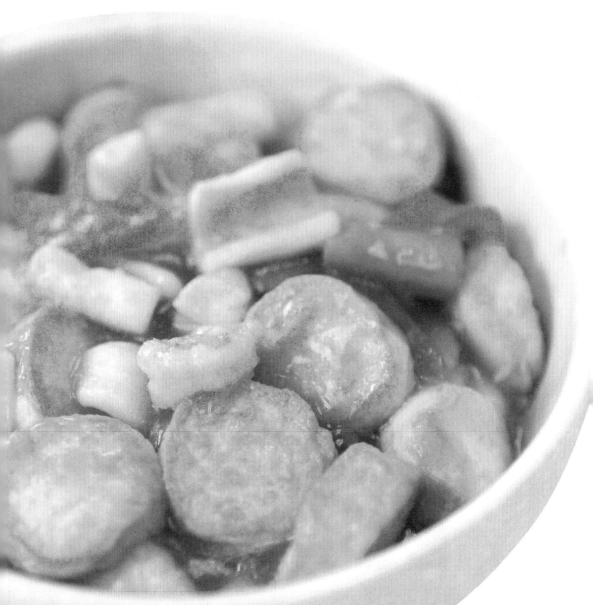

酱爆鸡丁——拌着米饭特别好吃

甜面酱是北京的一个特色产品，很多菜肴在制作中都会使用，酱爆鸡丁就是最典型的一个。早些年饭馆里很流行酱爆肉丁，是以猪肉为主料的做法，但猪肉的口感和鸡肉相比显得老，而且比较干，于是开始转用鸡肉为主料，这就衍生出了这道经典的菜品。

原　　料　主料：鸡腿肉丁 300 克

配料：生核桃仁 100 克

调料：盐 2 克 糖 10 克 料酒 15 克 老抽 4 克 生抽 4 克 香油 4 克
甜面酱 25 克 葱花 2 克 姜末 3 克 淀粉 10 克 油 500 克

制作方法　1. 鸡丁上浆：放盐 1 克、料酒 3 克、淀粉 10 克、老抽 2 克、生抽 2 克、油 3 克，抓匀后备用。

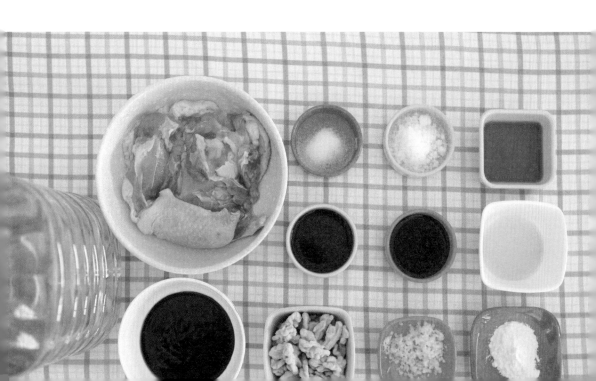

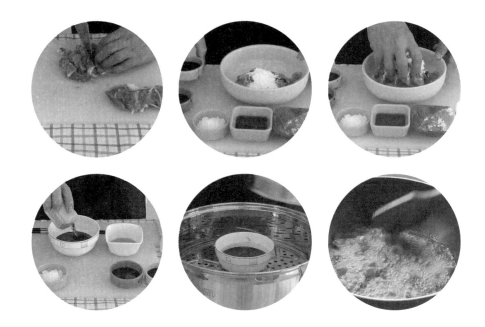

2. 将甜面酱放入碗中，加入料酒 12 克、盐 1 克、老抽 2 克、生抽 2 克、白糖 10 克、香油 4 克，搅拌均匀。

3. 将搅匀的甜面酱放入蒸锅大火蒸制 25 分钟，待甜面酱表面出油后拿出蒸锅搅匀备用。

4. 炒锅烧热后放入剩余生油，烧至微热时放入核桃仁小火炸熟，捞出控油备用，再将油烧至四至五成热（约 130~160℃），下入浆好的鸡丁慢慢划散至成熟后全部倒出，鸡丁控油。

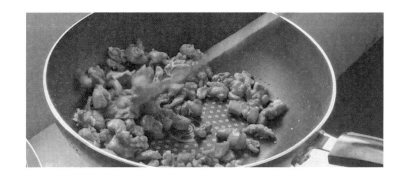

5.炒锅烹入葱姜米出香味，放入鸡丁、核桃仁和蒸好的甜面酱，再上火翻炒至酱全部包裹在原料上即可出锅。

温馨提示 1.使用鸡腿肉是因为口感嫩滑，但如果买不到去骨后的鸡腿肉，也可以买鲜鸡腿自己去骨或者用鸡胸肉代替。
2.核桃仁去皮，用温水浸泡至表皮变软后用手即可搓掉。

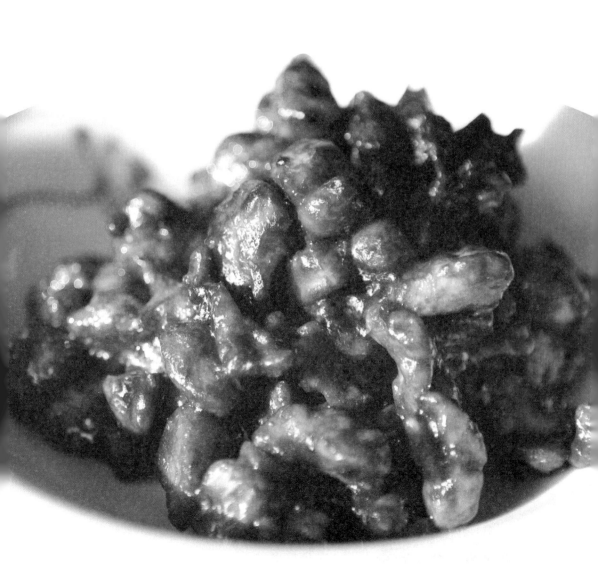

滑蛋虾仁——鸡蛋和大虾的完美结合

　　滑蛋虾仁是一道健康又美味的粤菜，简单的原料，丰富的营养， 亮丽的色彩，鲜嫩的口感，让这道菜非常受大家欢迎，其所含的营养物质也非常容易被吸收。

原　　料　虾 250 克 鸡蛋清 1 小勺 鸡蛋 4 个

调料：食盐 3 克 料酒 1 克 小葱 1 根 白胡椒 0.3 克 玉米淀粉 2 克 水 2.5 克 葱姜末 3 克

制作方法　1.先将虾洗净后冷冻20分钟，然后将虾剥壳取出虾仁，背部划开，取出虾线，用少许盐抓均匀放置 5 分钟，然后将盐洗去，用厨房纸将水分吸干。

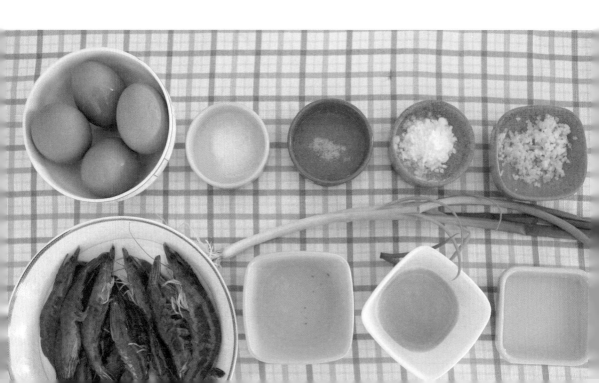

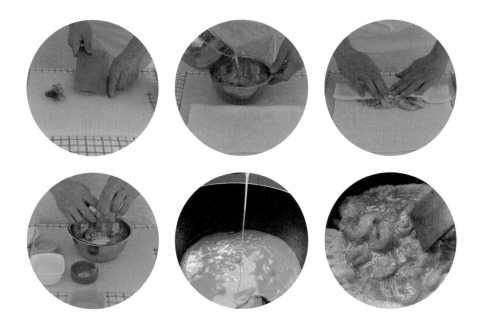

2. 虾仁里加盐、料酒、白胡椒粉、蛋清、玉米淀粉拌匀腌制片刻。

3. 小葱洗净切末，鸡蛋液打散加入水淀粉打匀。

4. 热锅倒入油，中火烧至四成热放入葱姜末炒香，再放入虾仁滑散煸熟后捞出。

5. 锅里再次倒入油，油烧热后倒入鸡蛋液，炒鸡蛋的动作要快一些，这样口感蓬松、鲜嫩。待蛋液稍微凝固时倒入炒好的虾仁，炒散炒匀。等鸡蛋炒熟关火盛盘撒上小葱末即可。

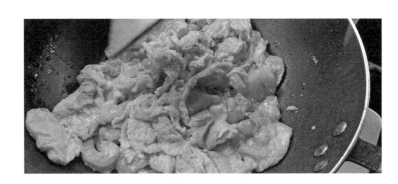

1. 要用新鲜的虾才好吃，将新鲜的虾冷冻 20 分钟会很容易剥壳。

2. 用盐先抓洗一下就可以洗去虾仁表面的黏液，这样炒出来的虾仁会清脆好吃。虾仁吸干水分后再腌制，更容易附着调料。

3. 鸡蛋液里加入少许水淀粉，可以让蛋液更蓬松嫩滑。

4. 炒鸡蛋时油要烧热，才不容易吸油，并且蛋的口感更嫩。

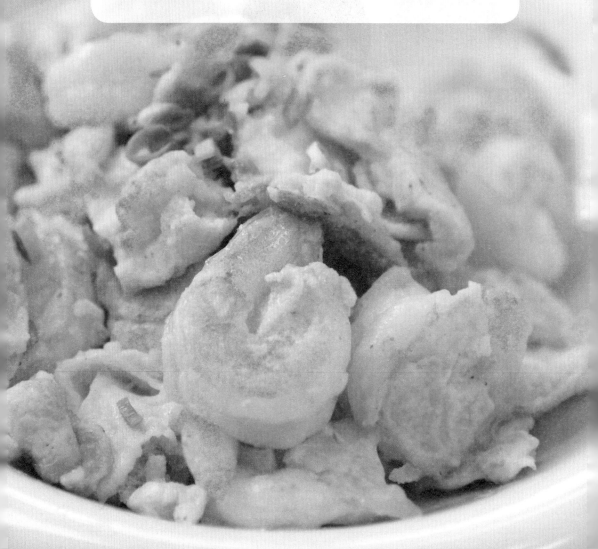

翡翠鲜虾饺——健康又美味

将冬笋换成了胡萝卜，不光保留了口感，滑爽鲜美，而且营养更加丰富。

原　料　馅：虾仁 100 克　胡萝卜碎 10 克　生粉 3 克　盐 1 克　绵白糖 3 克
胡椒粉 1 克　香油 2 克
皮：澄面 50 克　生粉 50 克　开水 110 克

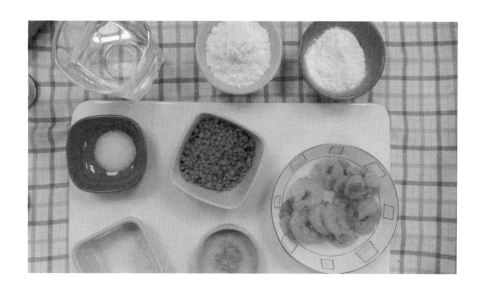

制作方法　1. 将虾仁切成小段，然后将其和生粉、盐、胡椒粉一起放在盆里，
用手搅拌、摔打至黏稠、粘手，放置一旁备用。

2. 将胡萝卜碎、绵白糖、香油放在另一个盆里或者碗里用手搅
拌均匀。

3. 将拌好的胡萝卜碎放入搅拌好的虾仁馅里拌均匀备用。

4. 将澄面 50 克、生粉 25 克放在一个盆里并搅拌均匀，倒入烧
开的 110 克开水快速搅拌均匀，盖上盖醒 5 分钟，再倒在案板
上加入剩下 25 克生粉一起用手揉匀备用。

5. 将皮面揪成 20 克一个的剂子用擀面杖擀成薄厚均匀的圆片。

6. 将馅放入圆皮中间，包成月牙形状，制作完成后上蒸锅大火蒸 5 分钟，出锅装盘即可食用。

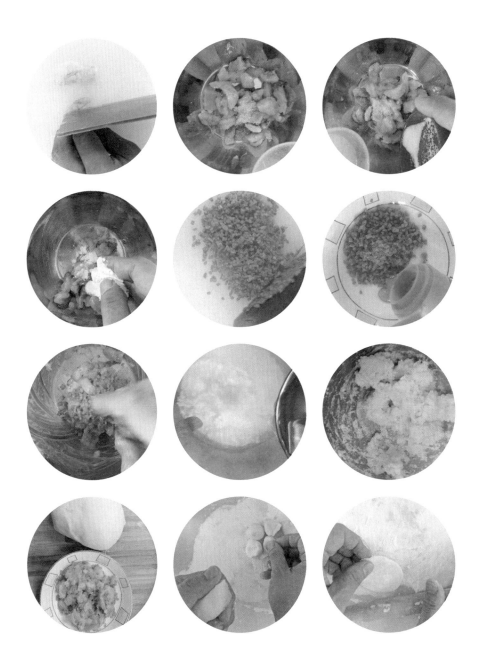

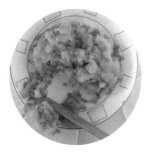
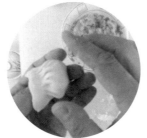
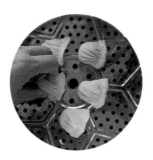

温馨提示 1. 最好自己到市场买活虾回来自己剥虾仁以保证好的口感和营养。

2. 虾仁买回来可以先放冰箱里冻一下，这样剥虾仁时很容易将虾肉和壳分离。

3. 烫面的开水一定要烧至大开，防止面烫不熟。

4. 皮面也可以用富强粉加温水和成温水面团。

5. 传统虾饺皮的水可以换成菠菜汁、胡萝卜汁等蔬菜汁。

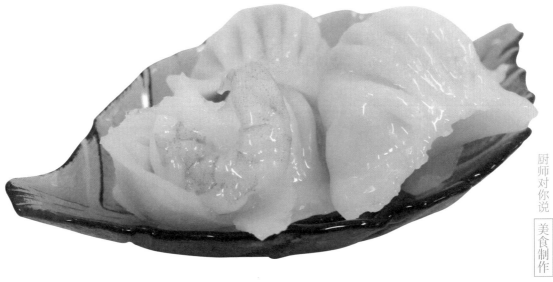

厨师对你说

美食制作

小兔香肠卷——可爱又好吃

　　对于每天早上不愿意起床的小朋友，早餐香肠卷是个不错的选择，每当早上香肠卷在蒸锅里加热时，飘满整个房间的香气，对小朋友具有绝对的吸引力。

原　料　发面 250 克　广味香肠 5 根

制作方法　1. 将每根香肠分成两段。

　　2. 将发面平均分成 10 个剂子，并搓成长圆条。

　　3. 将发面长条对折，将香肠横放在对折的发面条上，再将发面的两个头从发面条的对折处穿过，码放入蒸屉里，30 ℃醒发 15 分钟，上蒸锅大火蒸 25 分钟。

温馨提示　1. 香肠可以更换成其他肠类。

　　2. 如用屉布要先用水浸湿，这样成品不容易粘在屉布上。

　　3. 蒸好后等 2 分钟再开盖，效果更好。

　　4. 可以多做一点，冻在冰箱里随用随取。

　　5. 也可以将发面条从香肠的一端卷至另一端。

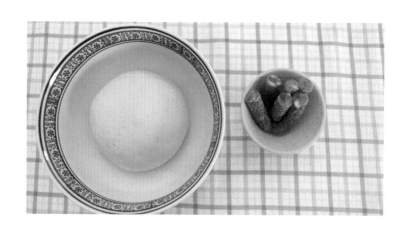

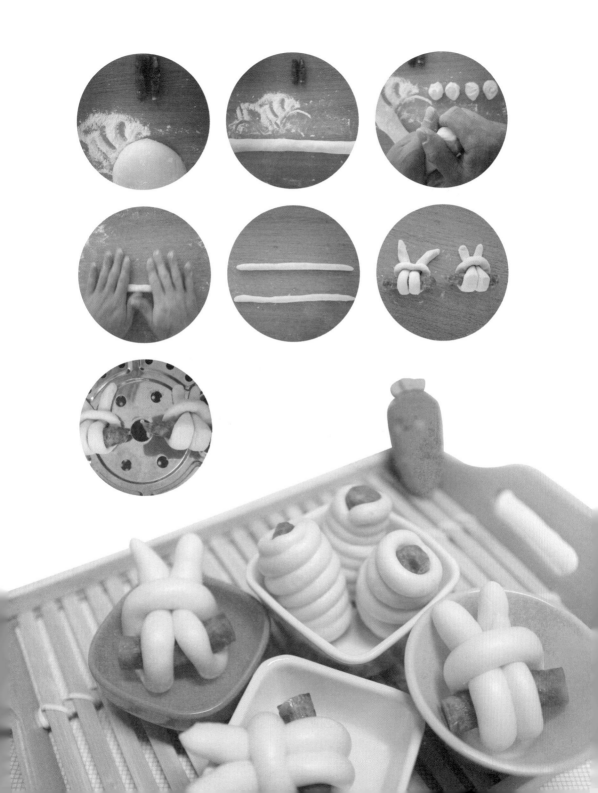

籽籽酥饼——酥香软糯

黄瓜籽的香气加上金黄色，层次清晰，脆而不碎，油而不腻，香酥适口的酥皮，非常好吃，并且营养丰富。

原　料　鸡蛋 2 个

黄瓜籽馅：黄瓜籽粉 300 克 熟面粉 50 克 白芝麻仁 10 克

去皮熟花生碎 25 克 熟黑芝麻 25 克 糖 50 克

皮油酥：中筋面粉 250 克 猪油 125 克

水油皮：中筋面粉 250 克 猪油 50 克 清水 130 克 糖 30 克

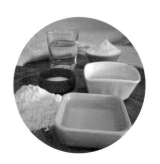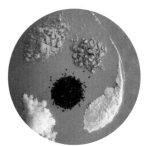

制作方法　1. 将所有馅料放入大碗中拌匀备用。

2. 将水油皮中的原料全部倒入一个小盆中混合后揉成光滑柔软的面团，保鲜膜覆 20 分钟。

3. 将油酥里面的原料倒入干净的盆中用手将其搓匀成面团并包上保鲜膜。

4. 将水油皮把油酥面包起来，将面团擀成 0.5 厘米厚的长方形面片。左右叠成三层，再擀成 0.5 厘米厚的面片。

5. 将面片卷成直径 3 厘米的卷，然后用刀分成 3 厘米一个的剂子备用。

6. 将剂子擀成圆皮包入馅料，收口向下按扁码在烤盘里；面刷上蛋液，粘上黑、白芝麻入烤箱底火 200℃，面火 220℃烤至金黄色即可装盘食用。

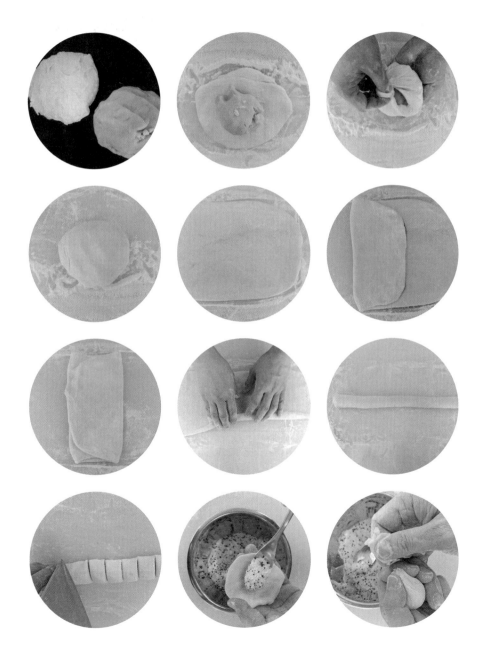

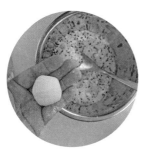
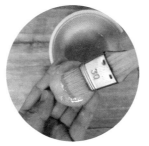
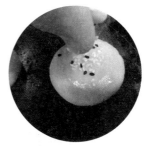

温馨提示　1. 黄瓜籽粉可以在网上买到。

　　　　　　2. 水油皮一定要柔软一些，烤好的酥饼口感才会好。

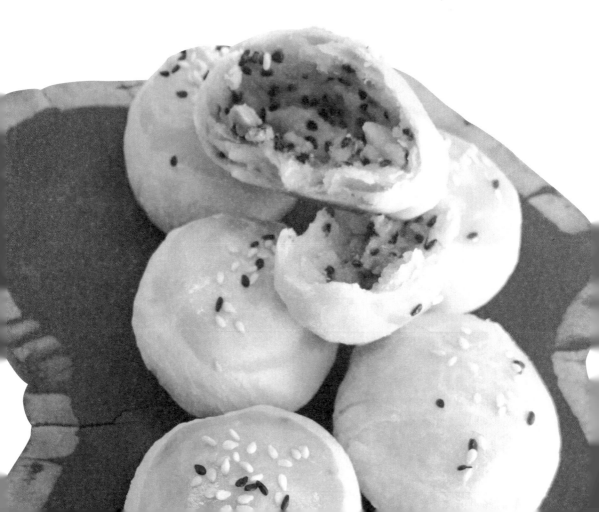

紫薯海绵糕——香甜松软

海绵糕闻之鲜香扑鼻，食之松软可口、甜而不腻、糯而不粘。其营养丰富，尤其适合老年人、儿童食用。

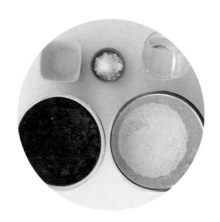

原　　料　面粉 200 克　紫薯泥 100 克　酵母 6 克　白糖 50 克　水 180 克

制作方法　1. 将所有原料放入盆中和匀并揉至光滑。

2. 将面团放在铺好屉布的蒸屉上醒发 15 分钟，上蒸锅大火蒸 30 分钟，出锅用刀切成小块装盘即可食用。

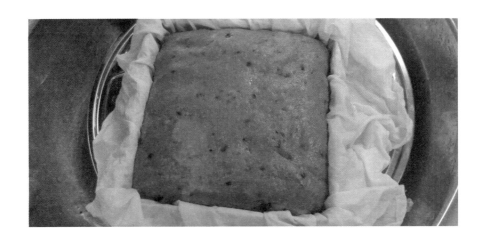

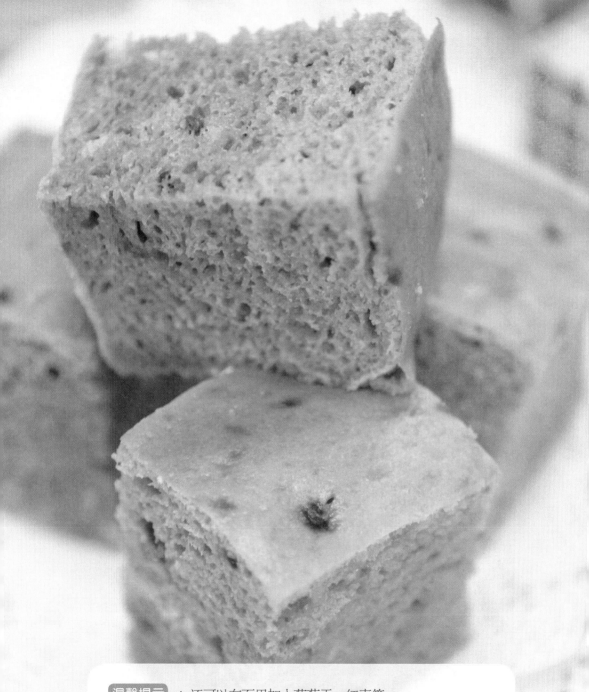

温馨提示 1. 还可以在面里加入葡萄干、红枣等。
2. 紫薯泥还可以换成红薯泥、南瓜泥等。

可乐鸡翅——小朋友的最爱

传说山东济南的一个餐厅偶然打翻可乐到红烧鸡翅锅里发现用可乐上色更方便，且具有特殊口感和迷人香气，于是乎，可乐鸡翅由此而来。可乐鸡翅，以鸡翅和可乐为主料制作而成，味道鲜美、色泽艳丽、咸甜适中，既有鸡肉的滑嫩，又保留了可乐的香气，深受小朋友的喜欢。

原　料　原料：鸡翅中 600 克

调料：可乐 600 克　盐 4 克　花椒 1 克　大料 2 克　葱 10 克　姜 10 克油 300 克

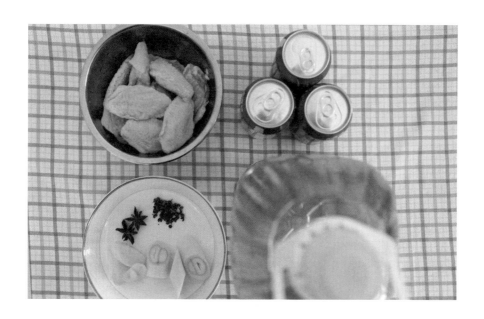

制作方法　1. 用凉水浸泡鸡翅，并需要换几次水，直至没有血水渗出，然后将鸡翅沥水控干水分。葱切段，姜切片。

2. 锅烧热后放油，油温至六成热时下入鸡翅过油，炸至表皮微黄捞出，油倒出留底油。

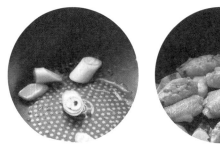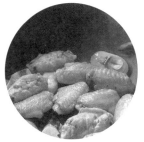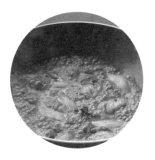

3.锅上火放入葱姜花椒大料煸出香味，下入鸡翅翻炒几下，再倒入可乐，加盐，烧开后改中小火烧制，待汤汁变少后开大火翻炒鸡翅，直至汤汁黏稠色泽红亮包裹在鸡翅上即可出锅。

温馨提示 由于此菜味道偏甜，要控制幼儿的食用量，一次不要吃太多哦！

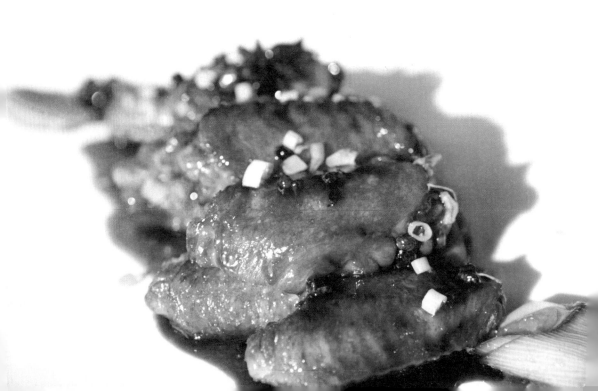

袖珍水晶烧麦——小身材大味道

烧麦由内蒙古传入关内，人们由原来的羊肉馅演变出了猪肉、牛肉、海鲜、素馅等口味。形如石榴，洁白晶莹，皮薄馅多，清香可口，兼有小笼包与锅贴之优点，民间常作为宴席佳肴。

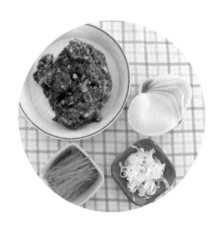

原　　料 肉馅 500 克　胡萝卜丝 500 克　饺子皮 750 克

制作方法 1. 将胡萝卜丝用色拉油炒熟备用。

2. 将肉馅加入炒熟的胡萝卜拌匀备用。

3. 取一张饺子皮放在一只手中，另一只手拿馅尺子将拌好的肉馅放入饺子皮中，收口推出花褶，码放在蒸屉中。

4. 包完后上蒸锅大火蒸 20 分钟，出锅装盘即可食用。

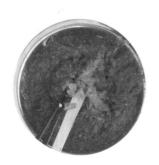
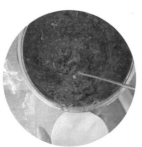
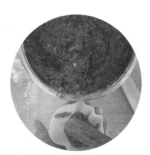

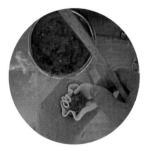 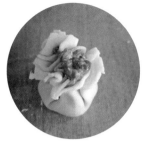 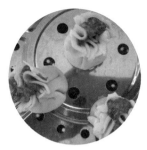

温馨提示　1. 可根据个人口味、喜好将肉馅换成牛肉、羊肉、鸡肉等，也可将胡萝卜换成自己喜欢的其他蔬菜。

2. 饺子皮超市就有成品，买回即可使用，方便、快捷。

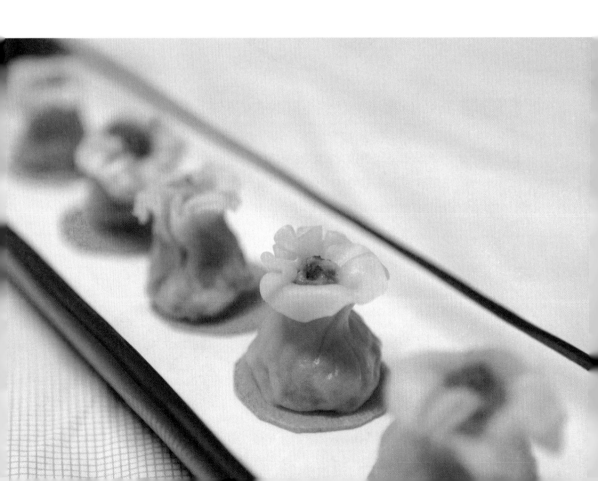

肉肉麻香饼——一咬满口香

　　随着面和肉慢慢地在烤箱里成熟，烧饼的香气四溢，令人垂涎，如果此时再配上一碗热汤那真的是一种享受！

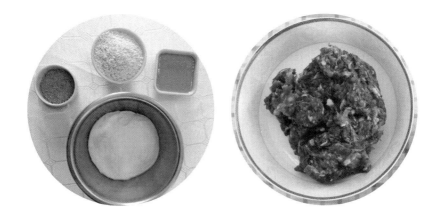

原　料　饼面：面粉 500 克　酵母 2 克　水 350 克　芝麻酱 75 克　白芝麻仁 50 克

　　　　　调料：香油 50 克　椒盐 3 克　小茴香粉 1 克　老抽 50 克

　　　　　肉馅：250 克

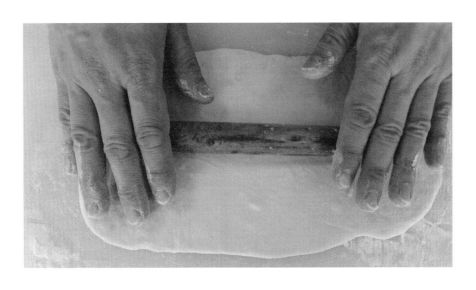

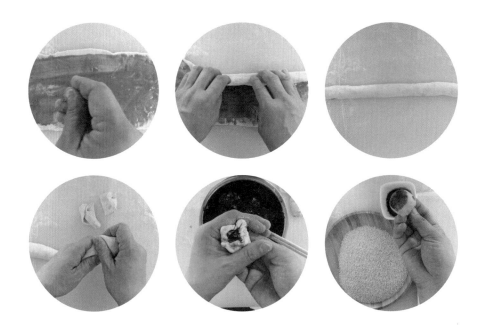

制作方法 1.将面粉、酵母、水和匀并揉至光滑备用。

2.将麻酱和香油放入碗中搅成稀糊状备用。

3.将面团擀成长方形面片，均匀撒上椒盐和小茴香粉，再将面片卷成长卷并揪成25克一个的剂子。

4.将剂子包入肉馅收口，光面先蘸老抽，再蘸白芝麻。收口向下整齐摆放，入电饼铛200℃烙熟，出锅装盘即可食用。

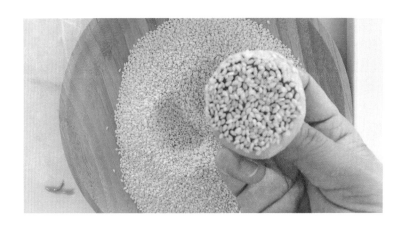

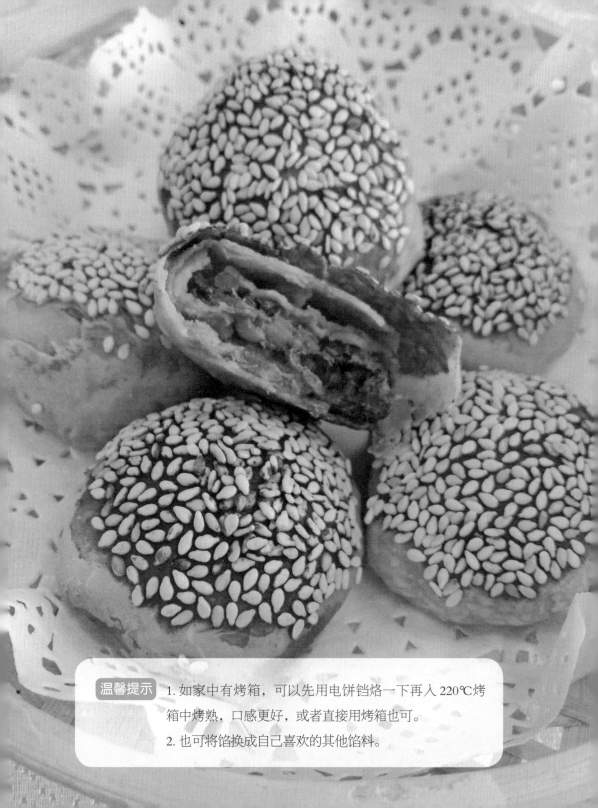

1. 如家中有烤箱，可以先用电饼铛烙一下再入 220℃ 烤
箱中烤熟，口感更好，或者直接用烤箱也可。
2. 也可将馅换成自己喜欢的其他馅料。

亲子美食

对于孩子来说，制作美食不仅仅是在学习一项生活技能，更是在制作美食的过程中，通过与食材的亲密接触，全方位地开发运动、情感、创造、想象等多种能力；孩子可以通过事前准备，烹饪开始和事后清洁工作，体验劳动的秩序和美感，还能够体验到通过自己劳动获得美食的味道；美食制作还可以展现出丰富的文化和艺术气息，孩子们在烹饪食物时，充分发挥他们自己的想象力，发挥他们自己的创意，展现不同的颜色、形状、设计等，孩子们在美食制作中感受和创作着艺术，美食成品就是孩子们创作的艺术品。

对于孩子们来说，亲子美食制作还有一项最重要的收获，那就是和爸爸、妈妈一起做美食的快乐，这里面流动的亲子之情滋润着孩子的心灵。这种更加自然的教育启蒙方式，对孩子的发展具有推动作用。

红丝绒蛋糕——Hello kitty

配 料 红丝绒预拌粉 100 克 全蛋 37 克 蔬菜油 30 克 水 23 克

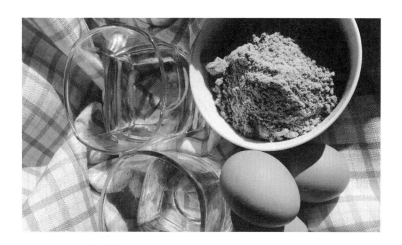

制作方法

1. 将红丝绒预拌粉、全蛋、水一起放入盆中搅拌均匀。

2. 先慢速搅拌 1 分钟转中速搅拌 2 分钟。

3. 最后加入蔬菜油继续搅拌 2 分钟，即可。

4. 烤箱预热 160℃上下火，25 分钟左右。

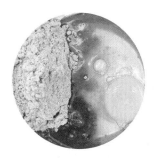 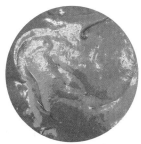 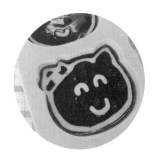

温馨提示

1. 判断蛋糕的成熟度，可以用牙签扎入蛋糕中，如果没有面糊带出，即成熟。

2. 烘烤时间不宜过长，否则会有苦涩的味道。

亲子制作 1. 家长可以将搅拌均匀的红丝绒糊交由小朋友处理。

2. 小朋友可以使用自己的小勺子将红丝绒糊放进模具中。

3. 还可以根据自己的喜好模具来制作这款红丝绒蛋糕，而非单一一种。

4. 家长邀请小朋友一起来制作吧！

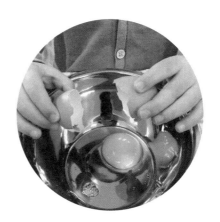

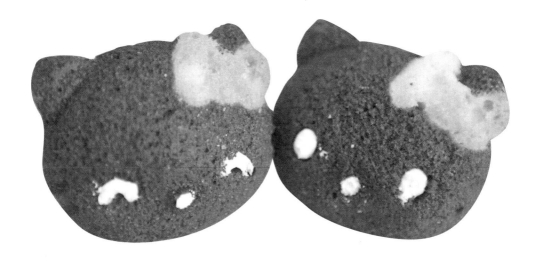

法式小点心——海底小纵队

配　料 无盐黄油 200 克　细砂糖 200 克　鸡蛋 150 克　牛奶 50 毫升　低筋面粉 200 克　柠檬 1 个　香草荚 1 根

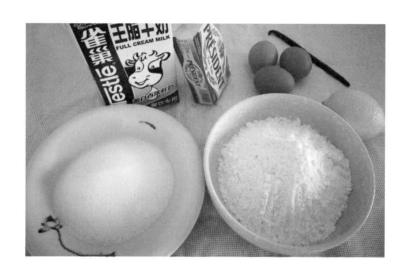

制作方法
1. 无盐黄油化软放入打蛋器中，加入细砂糖打发。

2. 然后依次加入鸡蛋、牛奶、面粉搅匀。

3. 用刮屑刀取用柠檬皮屑。

4. 用小刀刮出香草籽加入即可。

5. 装入贝壳模具中，烤箱预热 180℃，烘烤 15 分钟。

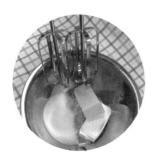 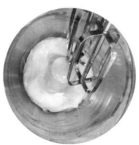 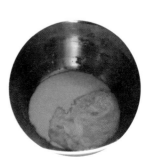

厨师对你说　美食制作

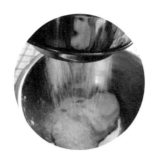 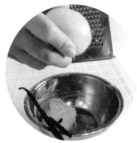 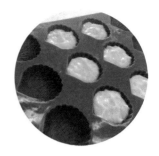

温馨提示　1. 黄油常温下软化。

2. 刮取柠檬皮的时候注意只取用最外层。

3. 香草荚提高了成品的高端口感。

4. 烤熟的蛋糕，不要马上放入冰箱里，容易导致食物变质。

5. 一次没食用完的需包上保鲜膜放入冰箱冷藏，尽快食用。

亲子制作　1. 家长可以教孩子正确使用电子食品称，参与称量原料的过程。

2. 帮助家长拿原料，让孩子真正参与其中。

3. 将称好的牛奶倒入蛋糕液中。

4. 用剩下的柠檬还可以给小朋友们制作蜂蜜柠檬水，补充维生素哦。

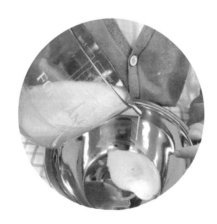

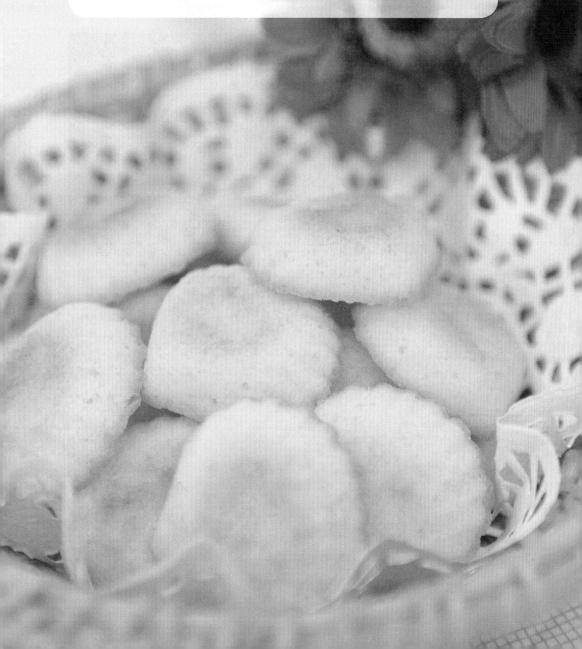

困 惑 Q：柠檬皮屑为什么发苦?

A：之所以会觉得柠檬皮屑发苦，是因为在取柠檬皮屑的时候刮到了白色部分，只取最外表层的黄色皮即可。

大理石蛋糕——可爱的小熊猫

配　料　无盐黄油 160 克　鸡蛋 3 个　细砂糖 150 克　低筋面粉 160 克
可可粉 30 克

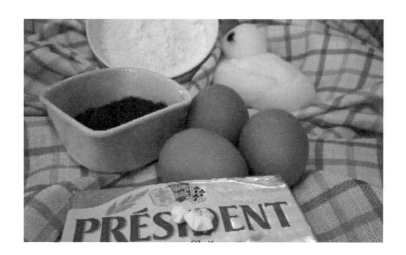

制作方法　1. 将黄油化软后加入砂糖放入搅拌机打发。

2. 慢慢将鸡蛋放入黄油中。

3. 将过好筛的低筋面粉加入搅匀的黄油中。

4. 将搅拌好的面糊取出 1/4 加入可可粉，调成黑色。

5. 取一个小号的裱花袋，点出小熊的耳朵，手脚和眼睛。

6. 烤箱预热 190℃，进行烘烤。

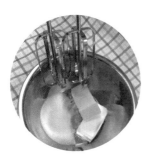
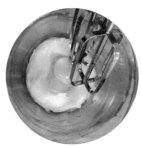
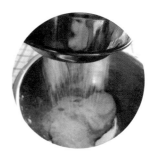

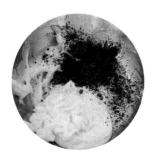 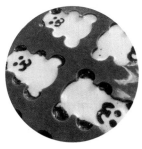

温馨提示 1. 黄油采取隔水化的方法，进行软化，注意不是化成稀汤。

2. 烤熟的蛋糕，不要马上放入冰箱里，容易导致食物变质。

3. 一次没食用完的需包上保鲜膜放入冰箱冷藏，尽快食用。

亲子制作 1. 年龄大一些的孩子可以帮助家长把鸡蛋打入碗中。

2. 给小动物点眼睛，做耳朵，都是小朋友可以参与的地方。

3. 家长将制作好的面糊交给孩子自由发挥，可以做各种动物形状。

4. 将制作好的成品分享给家人，增进感情。

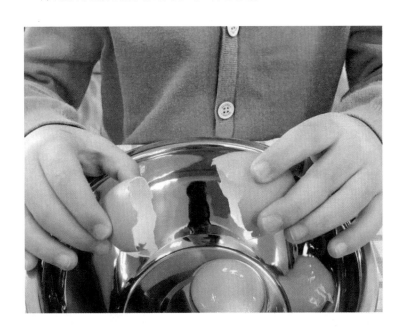

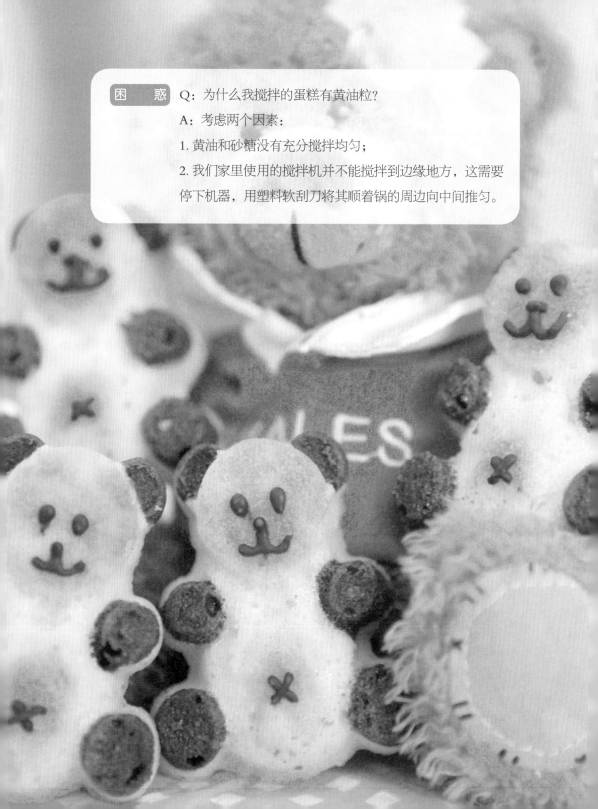

困惑 Q：为什么我搅拌的蛋糕有黄油粒?

A：考虑两个因素：

1. 黄油和砂糖没有充分搅拌均匀；

2. 我们家里使用的搅拌机并不能搅拌到边缘地方，这需要停下机器，用塑料软刮刀将其顺着锅的周边向中间推匀。

造型面包——两只耳朵人人爱

原　　料　高筋面粉 180 克　低筋面粉 40 克　奶粉 8 克　细砂糖 45 克　全蛋 25 克　干酵母 5 克　水 110 克　黄油 30 克

配　　料　蜜豆沙 100 克　全蛋液

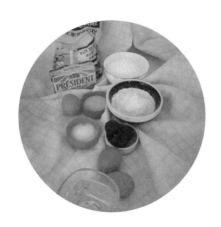

制作方法　1. 将高、低筋面粉、奶粉、细砂糖、干酵母、黄油、全蛋、水全部加入搅拌机，搅至扩展状态。

2. 将揉好的面团表面封上保鲜膜，进行发酵。

3. 发酵至面团自身两倍大，从盆中取出排气。

4. 将面团分割成大小均匀的面团，将蜜豆沙揉成小球，包裹进

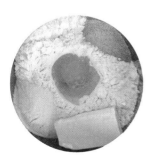
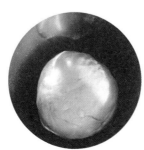
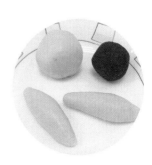

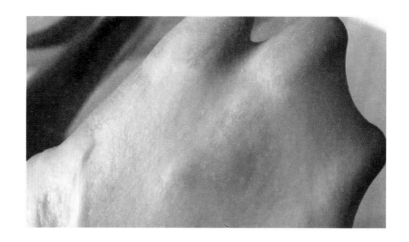

面团里，揉至表面均匀后进行二次发酵。

5. 根据小朋友的喜好，可以自行制作小动物造型。

6. 入烤箱之前用细毛刷在面包表面涂一层薄薄的鸡蛋液。

7. 烤箱预热 170℃，大约 20 分钟。

温馨提示 1. 黄油提前从冰箱取出解冻，软化后的黄油更容易和面团充分搅匀。

2. 面团扩展状为，取出一小块面，在手中做抻拉动作，如果能伸展开，且不破，即可。

3. 面包团表面蛋液不宜涂的过多，沾过蛋液的刷子，在碗边轻轻刮一下。

4. 可根据个人喜好填入其他馅料，如：枣泥，莲蓉均可。

5. 面包建议当天食用。

亲子制作 1. 打好的面团经过发酵后，分成小份，孩子可以跟着家长一起揉成小面团。

2. 小手上蘸点儿植物油，还可以帮助家长揉豆沙球。

3. 造型面包可以多种多样，根据幼儿喜好自行创意制作。

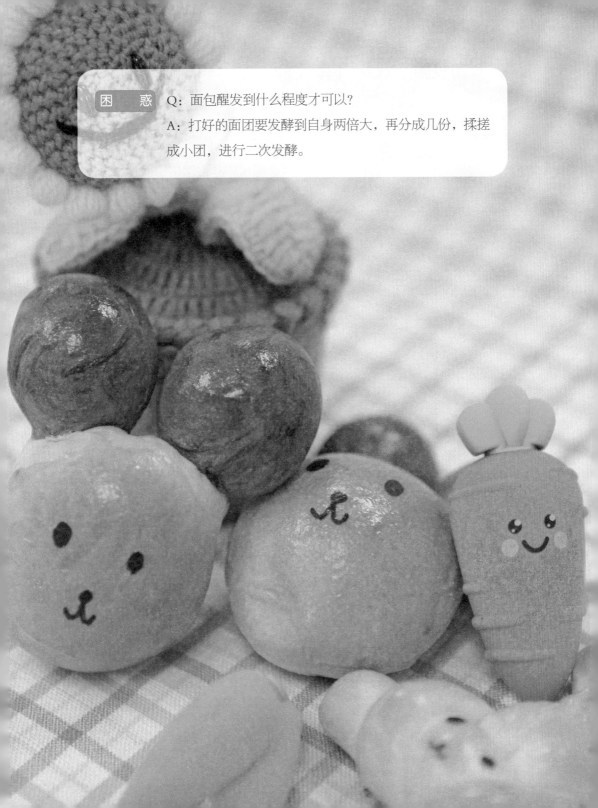

困 惑　Q：面包醒发到什么程度才可以？

A：打好的面团要发酵到自身两倍大，再分成几份，揉搓成小团，进行二次发酵。

手指饼干——玛格丽特女巫

原　料 低筋面粉 85 克　玉米淀粉 85 克　黄油 85 克　糖粉 40 克　盐 1 克
蛋黄 60 克

配　料 整杏仁

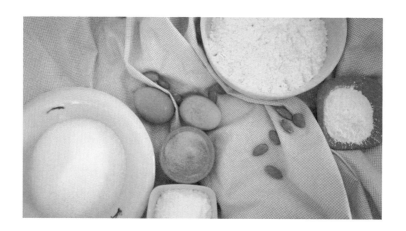

制作方法 1. 黄油、糖粉、盐放入搅拌器中打发。

2. 将蛋黄放入黄油中。

3. 将面粉、淀粉过筛加入黄油中。

4. 将和好的面团进行揉搓，待面团完全抱团后，备用。

5. 取出等量大小的饼干面团，揉搓成手指的形状。

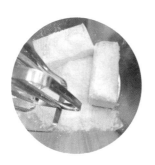
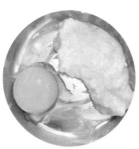
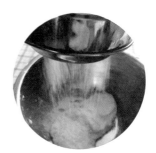

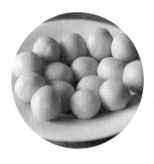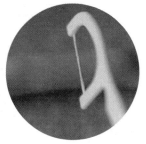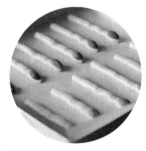

6. 挑选一个形状完整的杏仁蘸少许蛋液后粘到已经揉搓好的手指饼干一端。

7. 烤箱预热 180℃，大约烤 18 分钟。

温馨提示
1. 黄油打发的状态是指将黄油打成发白色。
2. 揉搓饼干时，为了防止粘黏，不适宜使用过多的面粉，在烤饼干时容易煳。
3. 为了增加真实感，可以用牙线签在手指饼干上刻出纹路。
4. 表面也可以涂少许，薄薄一层的蛋液，烤熟的饼干会呈现淡黄色。

亲子制作
1. 家长可以和幼儿一起制作，根据喜好可以揉搓成粗细、长短不一的手指形状。
2. 幼儿可以观察家里的每一位家长的手指，制作属于他们的手指饼干。
3. 增加亲子互动，互帮互助。
4. 注意不同的大小，成熟时间不同，谨防烤煳。

困　惑
Q：为什么我烤熟的手指饼干杏仁全部掉下来了？
A：我们可以将烤熟的手指饼干挤上一点儿果酱黏住杏仁。

厨师对你说

美食制作

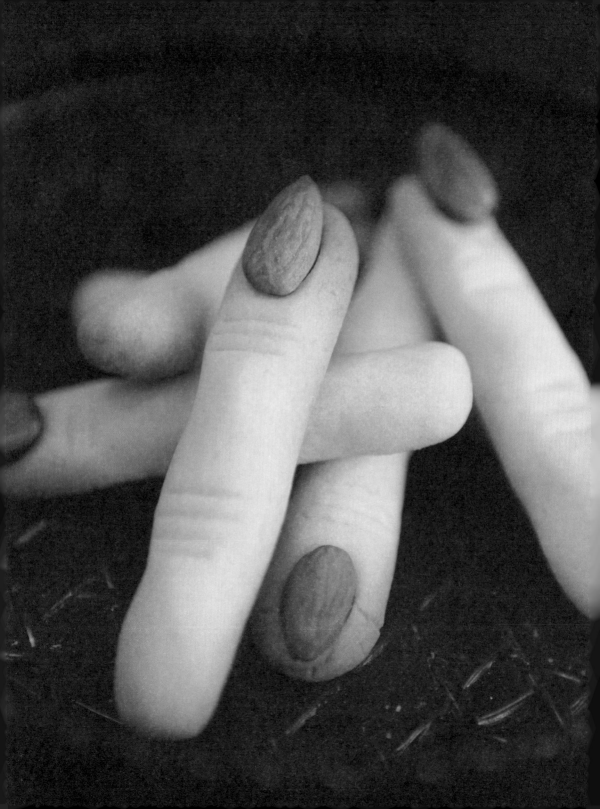

蜜香南瓜纸杯蛋糕——南瓜妈妈做早餐

原　料 鸡蛋 200 克　南瓜泥 150 克　低筋粉 80 克　牛奶 70 克　细砂糖 50 克　蜂蜜 10 克

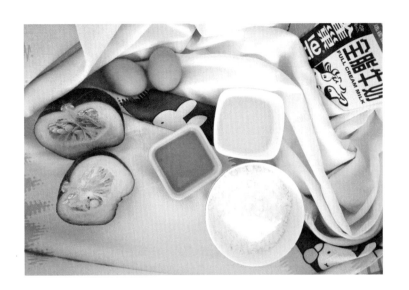

制作方法　1. 鸡蛋、糖、蜂蜜放入打蛋器打发。

2. 将低筋面粉筛入后搅匀。

3. 南瓜去皮蒸熟，捣成茸加入面糊。

4. 将搅拌好的浆液倒入纸杯中。

5. 烤箱预热 160℃，大约烤 20 分钟。

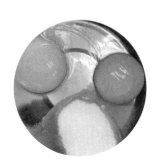 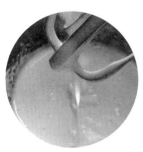 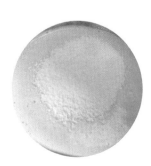

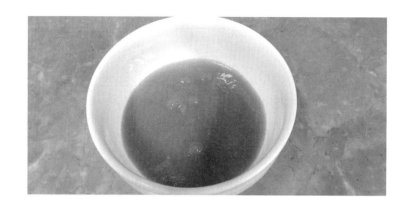

温馨提示 1. 建议浆液倒入纸杯的 4/5 处，在烤制的过程中，鸡蛋会起到膨胀的作用，灌得太满，容易溢出。

2. 判别成熟，可以用一根牙签扎入，抽出时没有生的浆液带出，即为成熟。

3. 烤熟的蛋糕，不要马上放入冰箱里，容易导致食物变质。

4. 一次没食用完的需包上保鲜膜放入冰箱冷藏，尽快食用。

亲子制作 1. 煮熟的南瓜，放凉后，孩子可以用勺子捣成茸。

2. 找个相对大一点儿的勺子，往纸杯里灌蛋糕糊。

困 惑 Q：市场上南瓜多种，选用哪种比较适合幼儿食用呢?

A：我们推荐食用金瓜，甜度适中，且纤维细腻，口感好，幼儿容易进食。

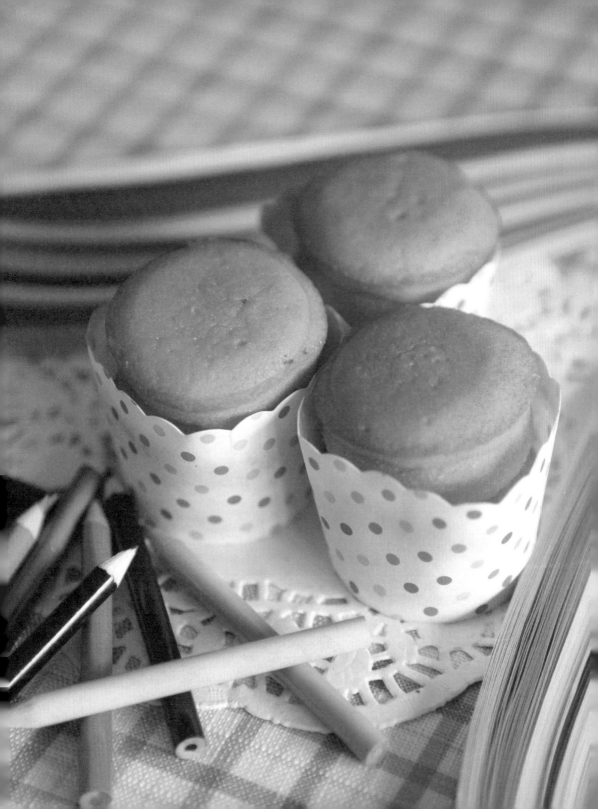

黄油饼干——小动物们的联欢会

原料 低筋面粉 250 克 黄油 140 克 糖粉 60 克 鸡蛋 50 克

工具 动物形状模具

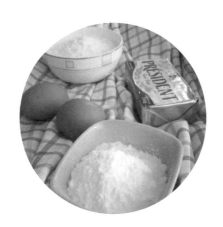

制作方法 1. 将黄油软化，放入糖粉进行搅拌。

2. 黄油打发后加入鸡蛋，继续搅拌至均匀。

3. 将低筋面粉筛入黄油中。

4. 将面团取出，包上保鲜膜放入冰箱冷藏。

5. 待冷却后，取出放在案板上，擀成 0.5 厘米薄厚的大片，用准备好的模具制作即可。

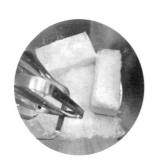
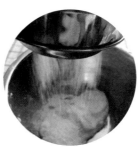
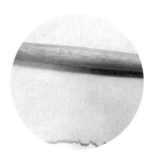

6. 将刻好形状的饼干均匀摆在烤盘中。

7. 烤箱预热 180℃，大约烘烤 12 分钟。

温馨提示 1. 黄油使用之前在室温下解冻。

2. 加入鸡蛋时，不要快速搅拌。

3. 刚打好的面团过软，不适宜制作饼干，需要放进冰箱里进行冷却。

亲子制作 1. 家长可以给幼儿准备小号的筛子，这样孩子就可以参与筛面粉的过程。

2. 准备幼儿适宜的小擀面杖，取一块饼干面，让幼儿自己劳动、制作。

3. 根据幼儿的喜好，刻出喜欢的形状。

4. 在制作过程中，幼儿可以自己动手，增加兴趣爱好，懂得感恩、分享。

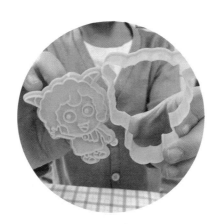

困　惑 Q：为什么我烤出来的饼干颜色不一样？

A：家用烤箱受热不均匀，所以才会出现这种情况，我们可以烤到一半时间进行翻转烤盘。

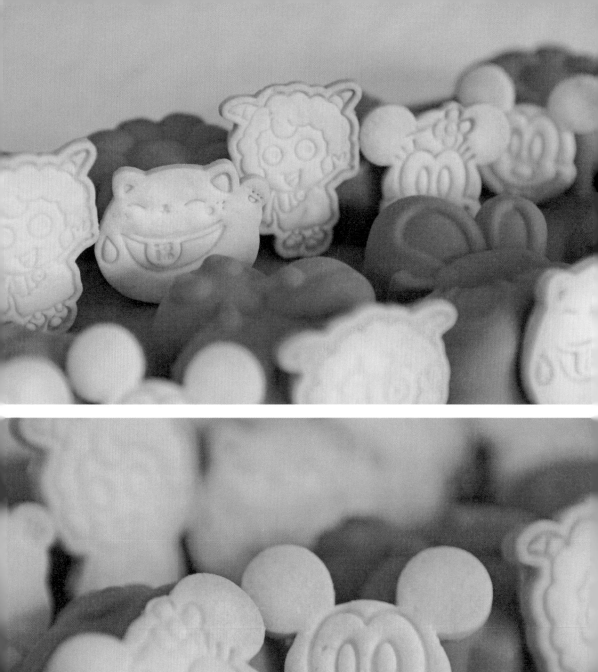

蜂蜜蛋糕——小蜜蜂和伙伴们

原　料 鸡蛋 160 克 细砂糖 50 克 蜂蜜 30 克 低筋面粉 100 克

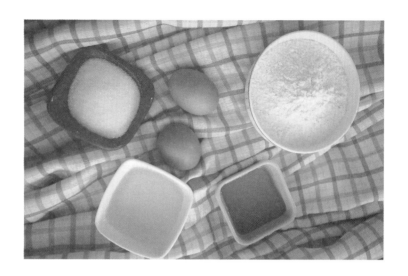

制作方法 1. 将鸡蛋、白糖、蜂蜜放入打蛋器的容器中，打发。

2. 低筋面粉过筛备用。

3. 将过好筛的面粉加入到打发的蛋液中搅匀。

4. 烤箱预热 180℃，25 分钟。

5. 将蜂蜜蛋糕浆液倒入蛋糕模具中进行烘烤即可。

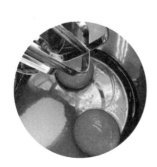
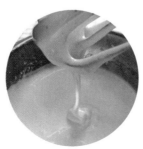
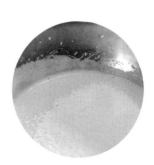

厨师对你说

美食制作

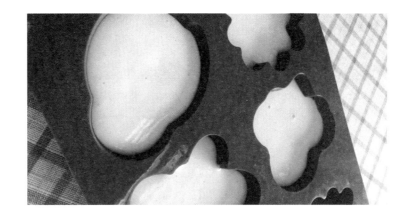

温馨提示　1.鸡蛋使用常温情况下的，对后面打发有一定的帮助。

2.打发至可以留下纹路且不易消失为最佳。

3.面粉不要一次性加入打发的蛋液中，分两次加入，减少面粉颗粒的形成。

4.当天做，当天食，口感最佳。

亲子制作　1.在制作过程中，家长可以给孩子准备小一点儿的工具，提供给他们一起操作。

2.准备小的筛子，孩子们可以学习家长的样子给面粉过筛。

3.大些的孩子可以帮家长打鸡蛋。

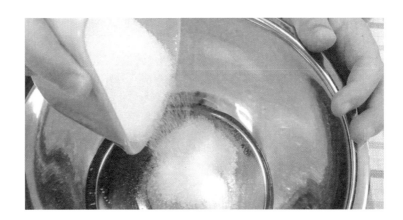

4. 孩子可以邀请幼儿园的小朋友来家里一起分享美食。

困　惑 Q：烤蛋糕的时候，怎么辨别蛋糕的成熟与否呢？

A：烘烤时间取决于所使用模具的大小、深浅。可以用小牙签扎进蛋糕中心点，来判断是否成熟，扎进去再拔出后没有浆液附着在牙签上，则已经成熟。

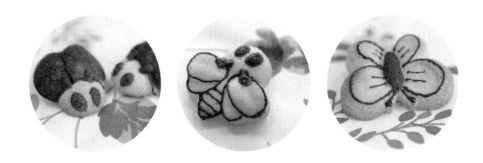

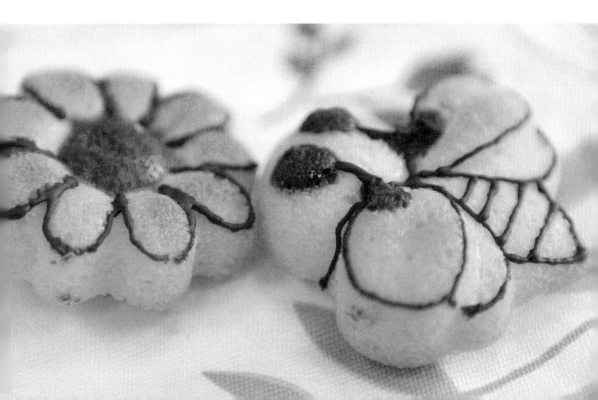

布朗尼——住在森林里的小熊

原　料 低筋面粉 45 克　黑巧克力 80 克　黄油 60 克　细砂糖 50 克　鸡蛋 1 个　牛奶 15 毫升　核桃仁 45 克

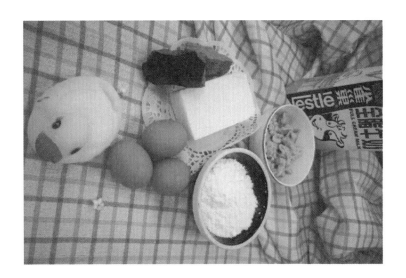

制作方法 1. 将黄油、巧克力切块后放入碗中隔水加热至融化。

2. 鸡蛋打散、糖加入巧克力浆中，搅拌均匀。

3. 将面粉过筛加入巧克力浆糊中搅匀。

4. 加入牛奶，继续搅拌。

5. 加入切好的核桃仁，即可。

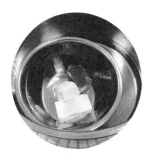
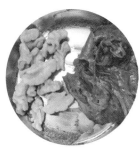
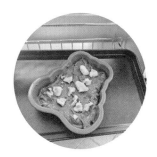

温馨提示 1. 采用可可脂含量高的巧克力，会增加成品浓郁的口感。

2. 刚烤好的布朗尼非常松软，建议稍待冷却后再进行切割食用。

3. 要把握蛋糕的烘烤时间，时间过长，会使口感变干。

4. 烤熟的蛋糕，不要马上放入冰箱里，容易导致食物变质。

5. 一次没食用完的需包上保鲜膜放入冰箱冷藏，尽快食用。

亲子制作 1. 孩子可以帮助家长将鸡蛋打散。

2. 将牛奶倒入碗中。

3. 简单且安全的操作非常适合小朋友参与哟！

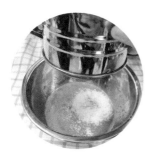 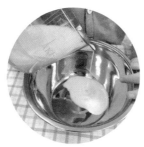 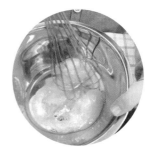

困　惑 Q：烤出来的蛋糕为什么发黏?

A：发黏有两种原因，一是没烤熟，二是巧克力的可可脂含量低。

Q：核桃为什么不脆?

A：核桃在用之前可以先做处理，比如放在烤箱里烘烤一下，注意不要烤的颜色过深。

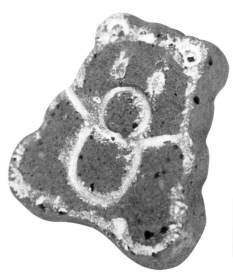

厨师对你说

美食制作

养生美食

中国有句俗语：药补不如食补。在不同的季节选取具有一定保健作用或治疗作用的食物，通过科学合理的搭配和烹调加工，做成具有色、香、味、形、气、养的美味食品，这些食物既是美味佳肴，又能养生保健，防病治病，能吃出健康。近代医学家张锡纯在《医学衷中参西录》中曾指出：食物"病人服之，不但疗病，并可充饥；不但充饥，更可适口，用之对症，病自渐愈，即不对症，亦无他患"。

为了让孩子们吃出营养、吃出健康，在日常食谱中，幼儿园的厨师们结合节气、时令、季节防病等特点，推出了各种养生美食。让孩子们在享用美食的同时，也吃出了好身体。

蒜蓉茼蒿——色泽清雅、爽口清淡的小清新

茼蒿中含有特殊香味的挥发油，可消食开胃。含有丰富的维生素、胡萝卜素及多种氨基酸，可以养心安神，降压补脑，清血化痰，润肺补肝，稳定情绪，防止记忆力减退。有助于宽中理气，消食开胃，增加食欲，并且其所含粗纤维有助肠道蠕动，促进排便，具有降血压、补脑的作用。

中医认为茼蒿辛、甘、平，归脾、胃经；有调和脾胃，利小便，化痰止咳的功效。

原　料　主料：茼蒿 500 克

配料：蒜蓉 5 克 盐 4 克 糖适量

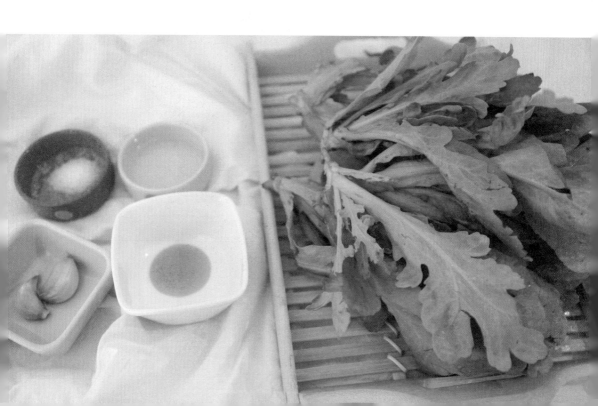

制作方法 1.茼蒿切段，焯水备用。

2.茼蒿水沥净放入盆内，将炒锅内放入油，再放入蒜蓉、盐、
鸡精、糖适量均匀搅拌装盘。

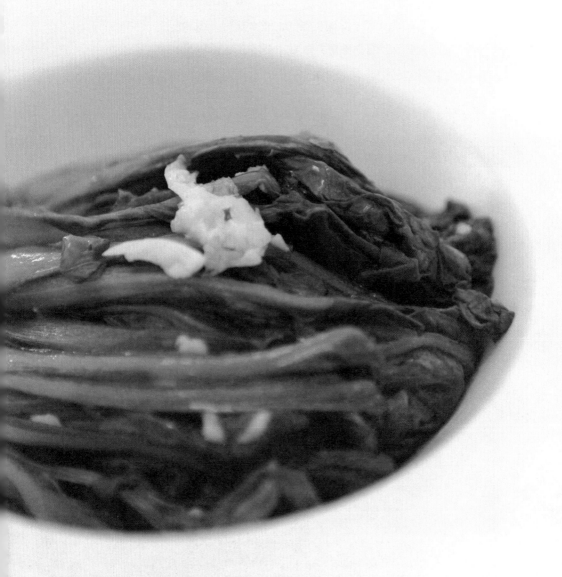

蜂蜜奶香花卷——不一样的营养味美的主食

蜂蜜奶香花卷是一道味美主食。

原　料　面粉 500 克 酵母粉 10 克 牛奶 200 克 蜂蜜 10 克

制作方法　1. 将面粉、酵母、牛奶、蜂蜜放在盆里，和成面团待用。

2. 用擀面杖将发面团擀成厚度为 5 毫米的长方形面片，用刷子把油均匀地刷在面片上，从长边由外向里卷起成卷。

3. 用刀将卷好的卷切成 3 厘米段，用手将切完卷拧成花卷形码在蒸屉上醒发 15 分钟。

4. 醒发好后，上蒸锅大火蒸 25 分钟，出锅码在盘上即可食用。

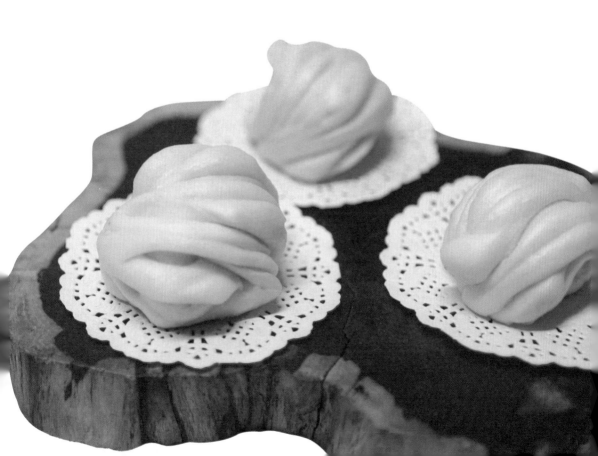

时令美食 夏季

蛋黄酥——盛夏里的清热小点

原　料 皮油酥：中筋面粉 250 克 猪油 125 克

水油皮：中筋面粉 250 克 猪油 50 克 清水 130 克 糖 30 克

馅料：豆沙馅 216 克 新鲜咸蛋黄 6 个

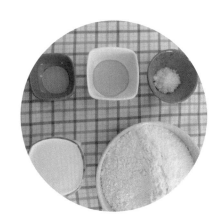

制作方法 馅料制作

1. 新鲜的咸鸭蛋取出咸蛋黄，放锡纸上，放进 180℃预热好的烤箱烘烤 10 分钟左右，烤到蛋黄出油，放凉待用。

2. 将每个蛋黄分成四份，把豆馅分成 9 克左右小剂子包上蛋黄待用。

成品制作

1. 将所有馅料放入大碗中拌匀备用。

2. 将水油皮中的原料全部倒入一个小盆中混合后揉成光滑柔软的面团，拿出包上保鲜膜饧 20 分钟。

3.将油酥里面的原料倒入干净的盆中用手将其搓匀成面团并包上保鲜膜。

4.将水油皮把油酥面包起来，将面团擀成 0.5 厘米厚的长方形面片。左右叠成三层，再擀成 0.5 厘米厚的面片。

5.将面片卷成直径 3 厘米的卷，然后用刀分成 3 厘米一个的剂子备用。

6.将剂子擀成圆皮包入馅料，收口向下按扁码在烤盘里；面刷上蛋液，入烤箱底火 200℃，面火 220℃烤至金黄色即可装盘食用。

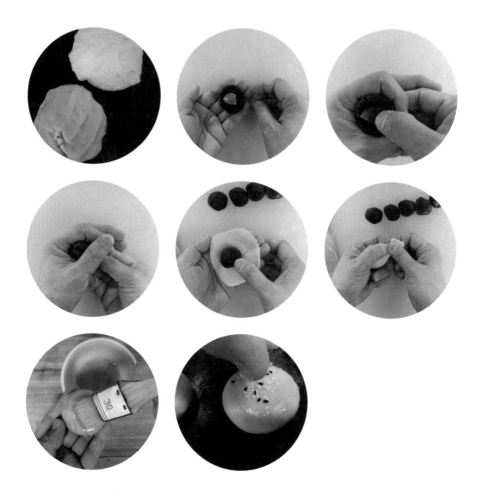

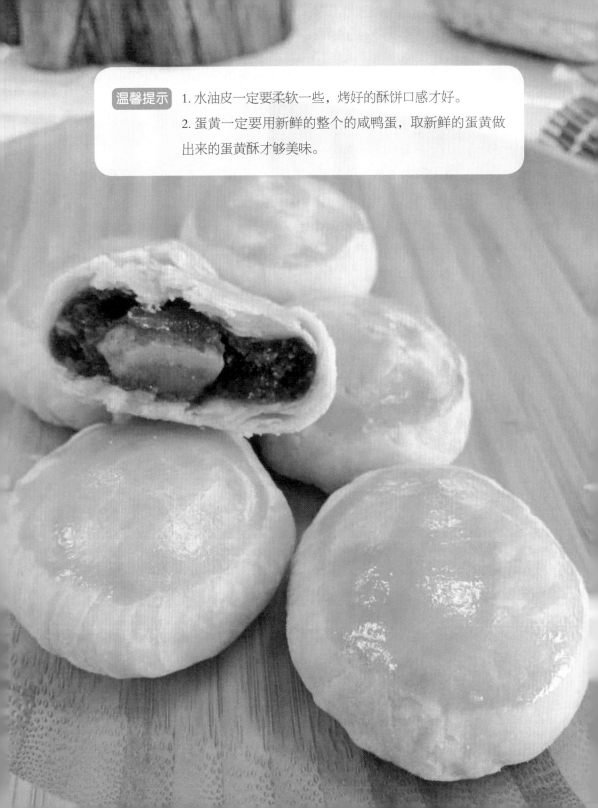

毛豆炒鸡丁——炎炎夏日的一道解暑小菜

　　毛豆是鲜食豆类蔬菜，毛豆各种维生素、矿物质等的含量很高。毛豆的营养价值是很高的，大人小孩都适合吃，毛豆，不管是煮盐水毛豆还是剥去外皮取出豆仁来做菜都可以。

原　　料　主料：毛豆 100g　鸡肉 100g

　　　　　配料：花生油 5 克　盐 1 克　大蒜 3 克　姜 3 克　白酒 3 克　酱油 3 克　糖 1 克

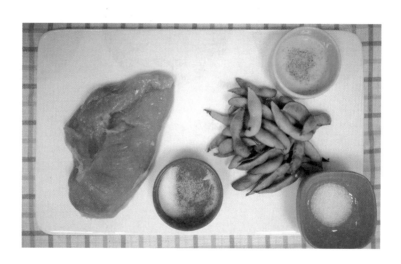

制作方法　1. 准备材料，毛豆去皮，大蒜、姜切片，鸡肉切丁。

　　　　　2. 鸡肉加白酒、少许的酱油、胡椒粉、盐和生粉拌匀，腌 10 分钟。

　　　　　3. 毛豆放入滚水中烫去外膜，捞出，浸入冷水中泡凉。

　　　　　4. 锅中放适量油，加入蒜片、姜炒香，加入鸡肉丁翻炒至变色变熟盛出。

　　　　　5. 另起锅加少许的油，加入蒜片、姜爆香。

　　　　　6. 加入毛豆仁大火翻炒，可以加少许的糖和盐。

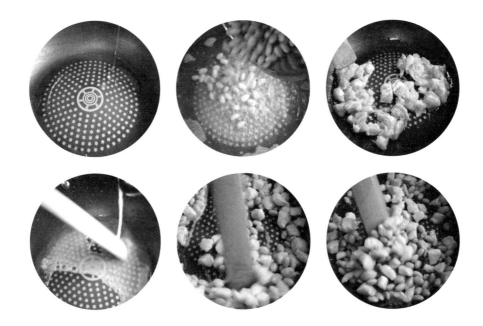

7. 适当加少许的水焖炒。

8. 加入焖炒的鸡丁翻炒。

9. 加入少许的香油翻炒均匀即可。

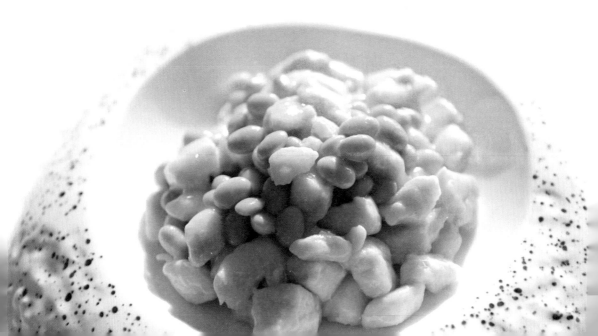

双耳雪梨羹——晶莹剔透的润肺果饮

银耳：润肺、辅助降血脂、辅助降血压；冰糖：和胃、健脾、润肺止咳。

原　料 干银耳 1 朵　干木耳 3 朵　冰糖 30 克　干桂花 1 克　雪梨 1 个

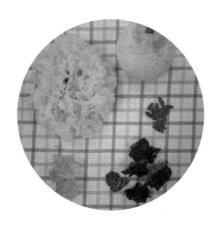

制作方法　1. 先把梨洗净。

2. 去外皮，切成小块。

3. 锅里放入水烧开，放入银耳、木耳煮至 20 分钟。

4. 把梨块放入锅中，蒸煮 30 分钟。

5. 放入枸杞和冰糖，再盖上锅盖焖 5 分钟。

6. 盛入碗中，即可享用。

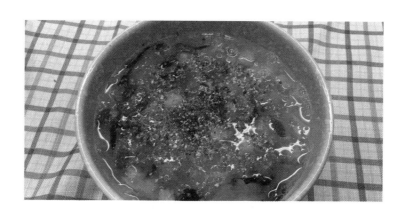

香煎藕饼——清热凉血，健脾开胃的金色藕饼

清热凉血，通便止泻、健脾开胃，益血生肌，止血散。

原　料 莲藕 100 克　葱 10 克　胡椒粉 3 克　肉末 50 克　盐 2 克

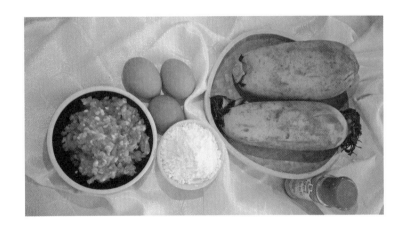

制作方法
1. 莲藕去皮，洗干净，放到工具上磨成蓉。
2. 磨成蓉的藕泥加肉末、葱、盐和胡椒粉。
3. 拌匀后用模子做成心形，上锅蒸 8 成熟。

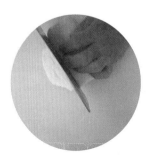 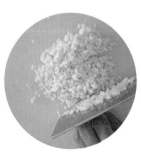 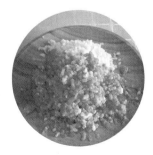

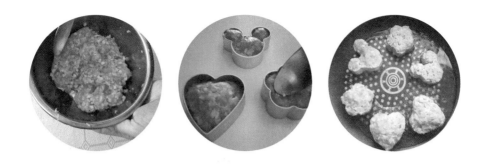

4. 取出晾凉，平底锅里放少许油，将藕饼放进去小火煎，两面
煎成金黄色。

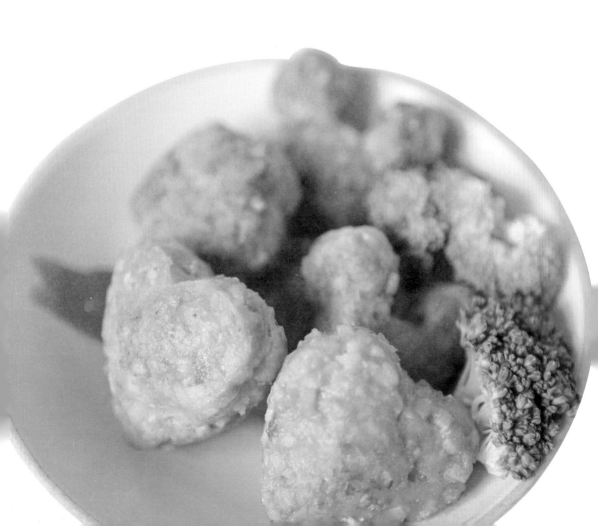

捞汁秋葵——营养的美味鲜蔬

原　料 秋葵 10 个 捞汁 10 克（豉油）

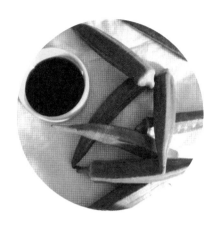

制作方法 1. 将秋葵去蒂洗净备用，起锅将水烧开，放入秋葵烫熟。

2. 将捞汁淋到秋葵上即可（捞汁可以用超市购买的豉油代替）。

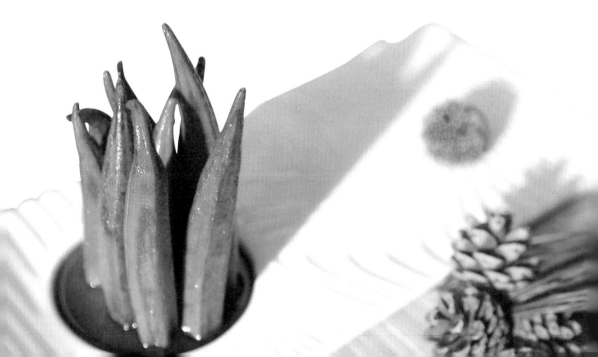

冬瓜瑶柱汤——利尿消肿、生津健脾的靓汤

原　料　冬瓜半斤 干瑶柱 15 克

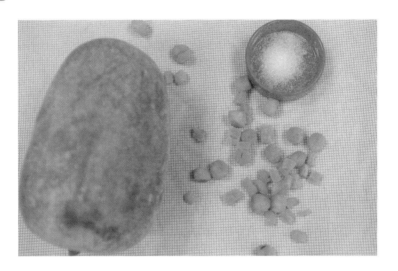

制作方法　1.将干瑶柱提前用水泡 1 小时,加葱、姜、料酒,蒸制 1 小时备用,冬瓜去皮切片。

2. 将蒸好的瑶柱捻开,撕成小条(泡到一定程度的瑶柱轻轻一捻就会成条了)。

3.炒锅中放一点油(只需够炒瑶柱的量),油热后依次放入姜丝、瑶柱丝煸炒,待炒出香味后放入冬瓜,翻炒 1 分钟后,加入两碗半水,盖上锅盖大火烧开 15 分钟,煮到汤色浓白,冬瓜变透明时,加盐出锅就可以了。

厨师对你说

美食制作

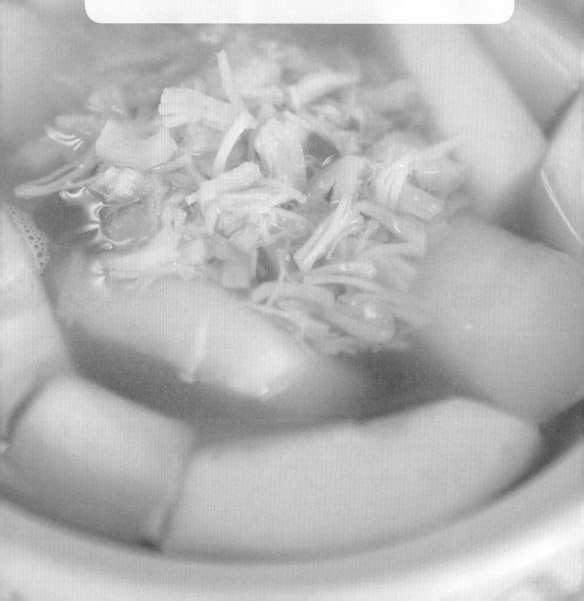

温馨提示 1. 以上是 2~3 个人的食量。

2. 瑶柱本身含丰富的谷氨酸钠，味道极鲜，所以汤里完全不用白糖、鸡精调味。

3. 冬瓜还可以换成丝瓜、节瓜、白萝卜，煮出来的汤一样鲜美浓香。

秘制糖醋排骨——诱人食欲，补血益气的家常美食

原　料 排骨 500 克 葱 10 克 姜 10 克 熟芝麻 10 克 盐 5 克 米醋 10 克 白糖 15 克 水

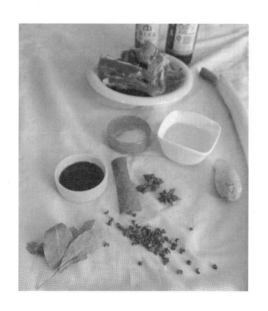

制作方法 1. 葱、姜洗净，切片。

2. 排骨剁成长约 5 厘米的段，冲净血水。

3. 锅内加水烧开，放入排骨，撇去浮沫，焯净血水，捞出控水备用。

4. 待排骨冷却后，裹上淀粉，使淀粉均匀包裹排骨，备用。

5. 锅内下 30 克色拉油，大火将油烧至 7 成热，放入裹好淀粉的排骨，炸成金黄时捞出待用。取净锅下 10 克油，油温加热至 7 成热时，放入白糖 10 克，煸出香味，加 500 克清水，加盐 5 克，米醋 10 克，大火熬汁。

6. 待汤汁浓稠时，放入炸好的排骨。

7. 加少许油继续大火翻炒，撒上熟芝麻点缀，翻炒片刻即可。

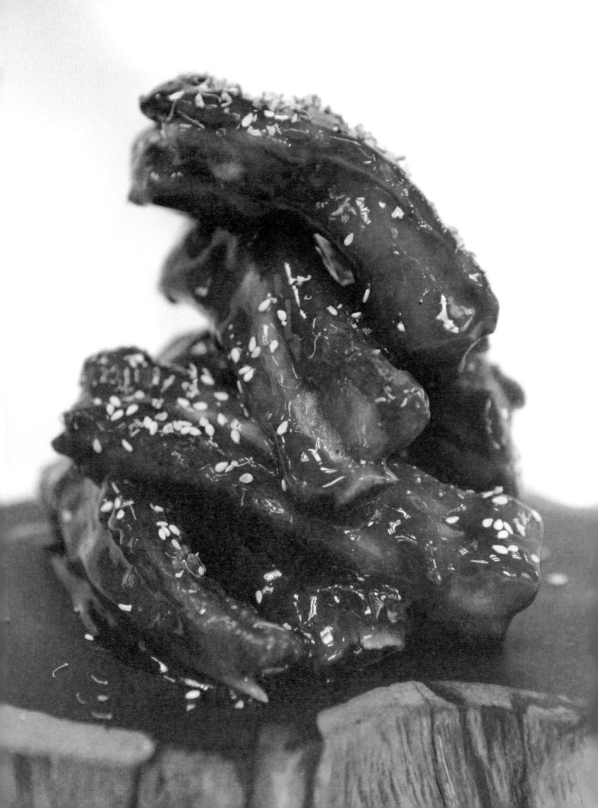

清蒸鱼——味道鲜美，肉质细嫩的营养佳品

此菜鱼肉嫩鲜，清醇味美。

鲈鱼适宜体质衰弱，虚劳羸瘦，脾胃气虚，饮食不香，营养不良之人食用；老幼、妇女、脾胃虚弱者尤为适合；有哮喘、咯血的病人不宜食用；寒湿盛者不宜食用。

原　　料 鲈鱼 1 条（1 斤左右）精盐 4 克 料酒 5 克 葱段 3 段 食用油 3 克 姜片 2 片 金华火腿 15 克 干花菇 1 朵

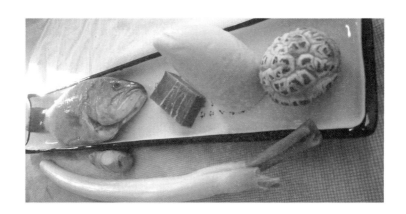

制作方法 1. 将新鲜鲈鱼除鳞、鳃，剖腹去内脏，洗净，放开水中浸透一下取出，放冷水中，轻轻刮去黑色鳞衣，洗净放盘内，用精盐一分在鱼身上均匀擦一遍，腌渍一会儿。

2. 火腿切片，干花菇泡发切片。

3. 将腌好的鲈鱼用水冲洗一次，在鱼身两侧划十字形刀花，平放在盘内，上面放葱段、姜片、火腿片、花菇片、精盐、料酒和食用油，上笼用大火蒸 10 分钟左右，见鱼眼球突出取出即成。

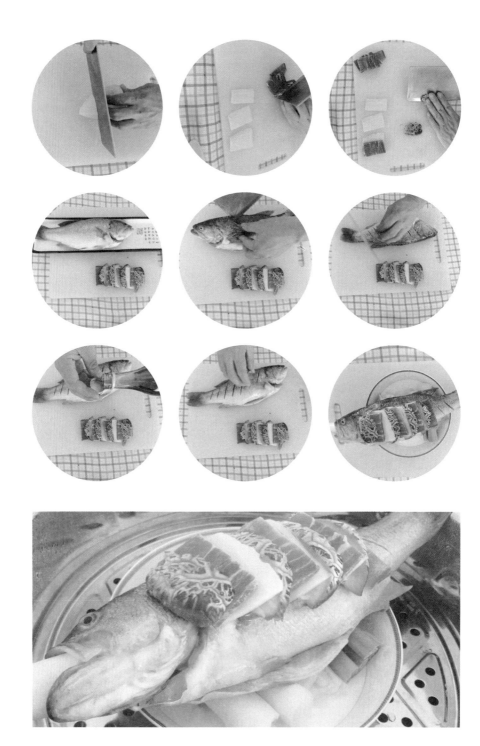

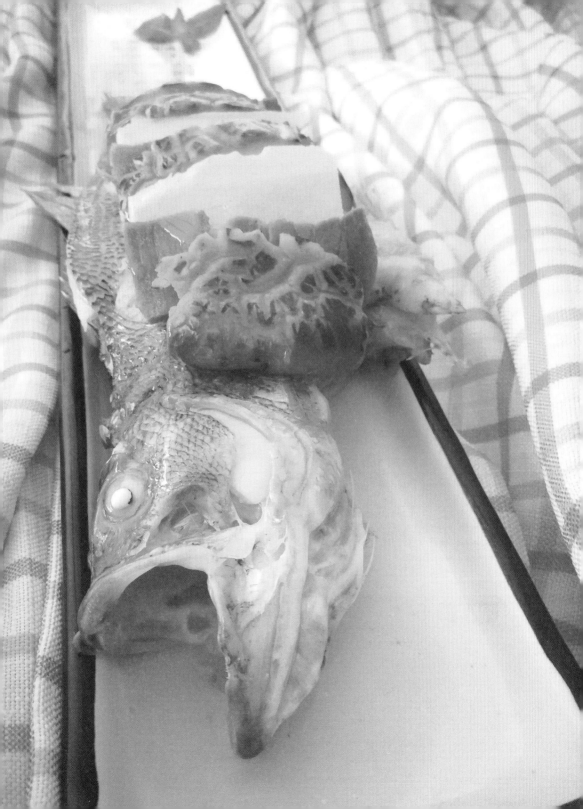

猪肝粥—— 一道补血必备佳品

原　料 大米 100 克 熟猪肝 50 克 水 600 克 盐 5 克 姜末 4 克

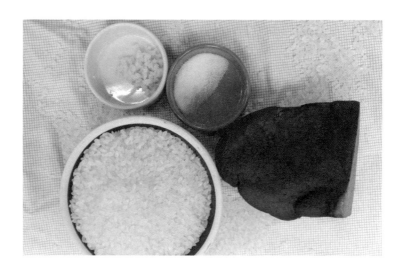

制作方法 1. 将大米洗干净。

2. 熟猪肝切成小粒，装入碗内待用。

3. 锅内放水烧开，倒入大米，开后改用小火熬煮约 30 分钟，至米涨开时，放入猪肝粒，继续小火煮 10~20 分钟，加姜末、盐即可 。

温馨提示 有小朋友不喜欢猪肝的话,粥里可以加一点胡椒粉,去掉点味道,不要加太多哦!

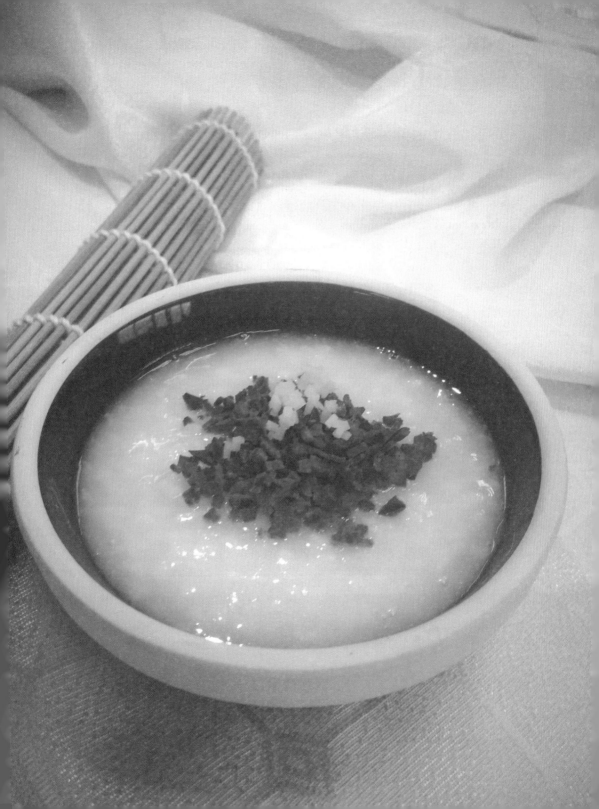

萝卜炖牛肉——强壮小宝宝的传统家常菜

原料 主料：白萝卜 450 克 牛肉（瘦）100 克

调料：大葱 15 克 姜 15 克 料酒 10 克 酱油 10 克 盐 4 克 八角 3 克 花生油 40 克

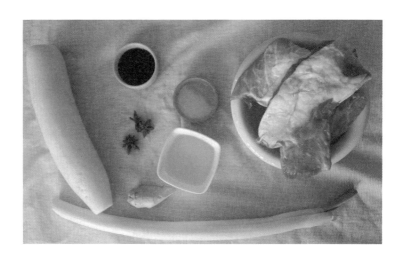

制作方法 1. 将萝卜、牛肉分别洗净，均切成 2 厘米见方的块，分别入沸水中略焯，捞出。

2. 锅内加油烧热，放大葱段、姜块、八角炸香，加入鲜汤、料酒、牛肉块，炖至熟烂。

3. 再放入萝卜块，烧开，撇去浮沫。

4. 待萝卜块熟烂，加入精盐、酱油，拣出葱、姜、八角不要。

5. 再撇去浮沫，出锅盛入汤碗内即成。

工艺提示 本品需鲜汤约 750 克，使炖品口感更好。

白萝卜：白萝卜含有丰富的维生素 A、维生素 C、淀粉酶、氧化酶、锰等元素。对于胸闷气喘、食欲减退、咳嗽痰多等都有食疗作用。

牛肉（瘦）：牛肉中含有丰富的蛋白质、氨基酸，寒冬食牛肉可暖胃；同时牛肉有补中益气、滋养脾胃、强健筋骨、化痰息风、止渴止涎之功效，适宜中气下隐、气短体虚、筋骨酸软、贫血久病及面黄目眩之人食用；水牛肉还能安胎补神，黄牛肉能安中益气、健脾养胃、强筋壮骨。

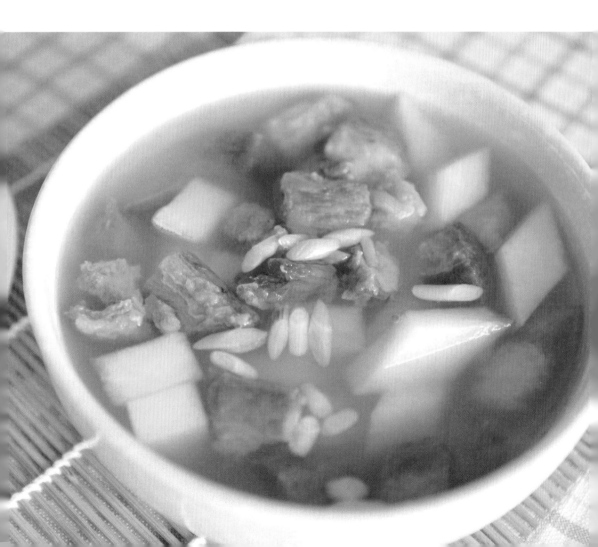

百合薏米粥——口感清新，润肺养胃的营养粥

原　料 鲜百合 3 克　大米 15 克　薏米 20 克

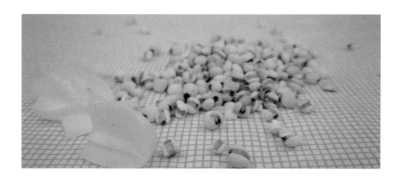

制作方法 1. 大米、薏米提前 2 小时用水浸泡。

2. 将泡好的大米、薏米上锅煮 30 至 40 分钟。

3. 按自己口味加入适量糖，或者什么也不加直接食用。不加糖去水肿效果更好。

温馨提示 1. 薏米有去水肿的功效，此款米粥特别适合长期坐办公室的女孩子们经常饮用。薏米性凉，但红豆性温，一起搭配能寒凉互补。百合的加入能润肺养颜，适合经常食用。

2. 家里有电压力锅的话煮粥更方便哦。

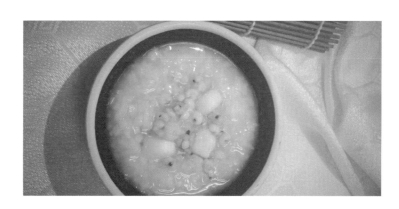

金汤肥牛——一道入门级的温补大菜

原　料　主料：肥牛片50克 金针菇50克 南瓜泥30克
辅料：葱5克 花椒2克 料酒2克 生抽1克 盐1克 蒜2克
姜1克

制作方法　1. 锅中放油，先下葱、姜、蒜和花椒爆香。
2. 加入半锅开水，煮开后将处理好的金针菇熬煮一会儿，再放入南瓜泥。再放入肉片，待肉片都变色后再煮一会儿。
3. 然后加入料酒、生抽、盐即可。

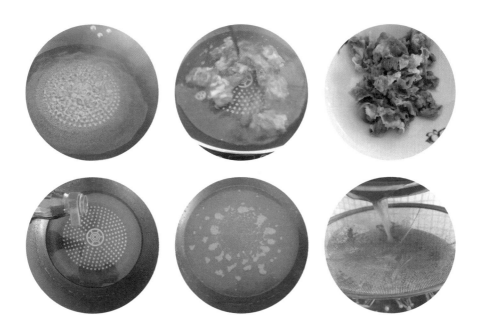

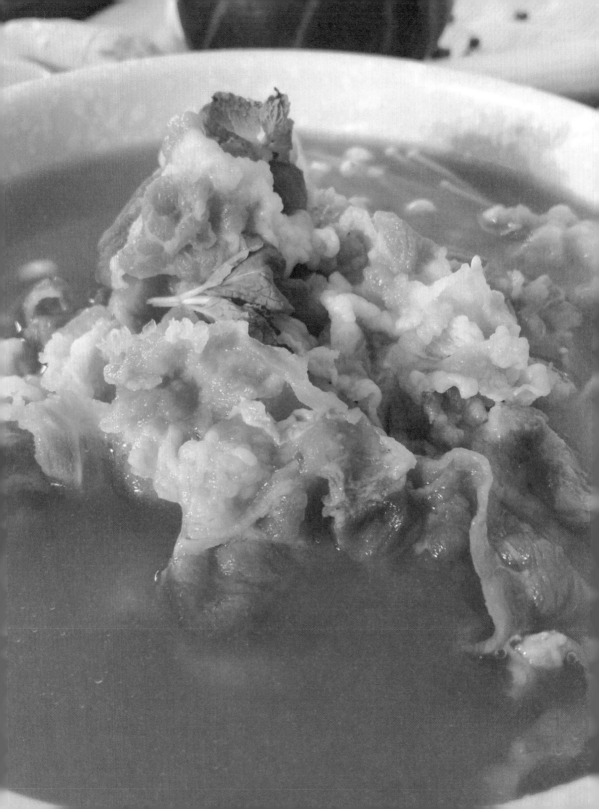

小米辽参——一道可以在家制作的高档滋补美食

这款粥品选用上好的顶汤熬制而成，辽参含有丰富的蛋白质，有补肾益精、养血润燥的功效。小米含有维生素及其他矿物质元素，适合人体消化吸收，有减肥、降血脂、降血糖的作用。二者结合，使植物蛋白与动物蛋白巧妙搭配，酸碱平衡，科学食补，有极强的食疗功效，味道更是鲜咸醇香，回味无穷。

原　　料　辽参 1 条 小米 25 克 清汤 1000 毫升 浓汤 850 毫升 料酒 20 毫升

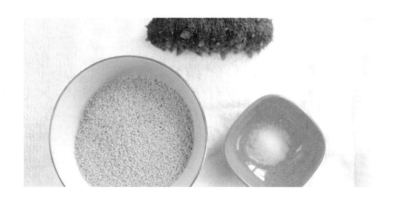

制作方法　1. 将发好的辽参，用加了料酒的水汆两遍，然后用清汤煨制入味，待用。

2. 小米放在浓汤中炖成粥状，待用。

3. 将炖好的海参放入小米浓汤粥中，上火再蒸 10 分钟即可。

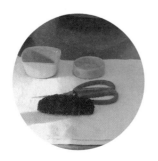 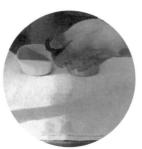 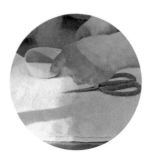

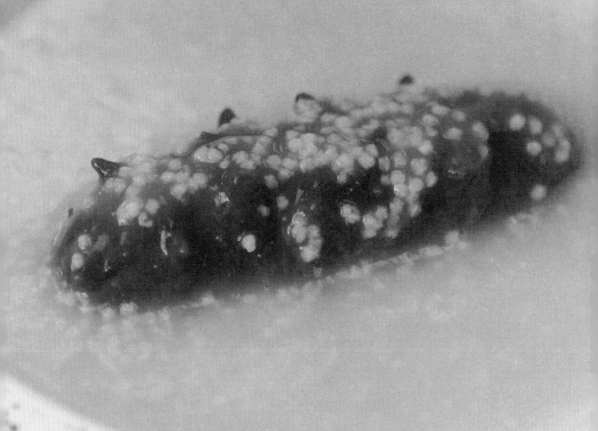

温馨提示 小米在浓汤中炖的时候火一定要小。

番茄蛋包饭——色泽艳丽，美味可口的家庭滋补大餐

原　料 米饭 60 克 鸡蛋 1 个 胡萝卜 20 克 火腿片 10 克 西蓝花 20 克 西红柿 15 克 番茄酱（适量）咖喱 5 克 盐 1 克 豌豆 15 克 玉米粒 10 克 花生油 5 克 牛奶 30 克

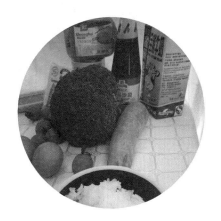

制作方法 1. 胡萝卜、火腿切豌豆粒大小，西蓝花切块、西红柿切块备用，米饭加 1 个鸡蛋拌匀。

2. 热锅后加油，加入胡萝卜和火腿煸炒，再倒入米饭、少许盐后，放 2 勺番茄酱炒片刻，加入豌豆炒，最后加入甜玉米粒，

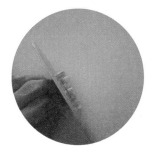
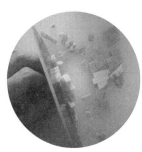
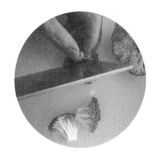

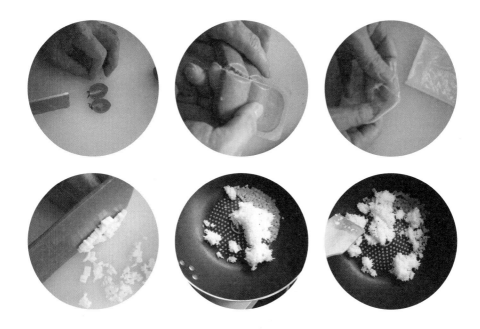

出锅。

3.1 个鸡蛋摊成内点蛋饼，盖在炒好的饭上。

4. 用牛奶加点水和咖喱块熬成汁浇在上面即可。

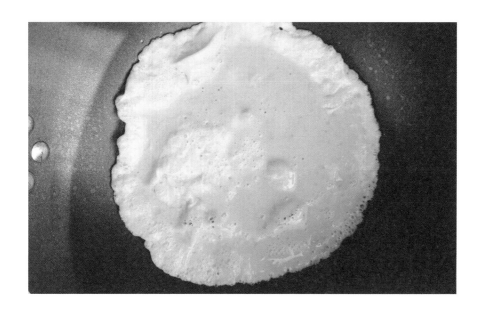

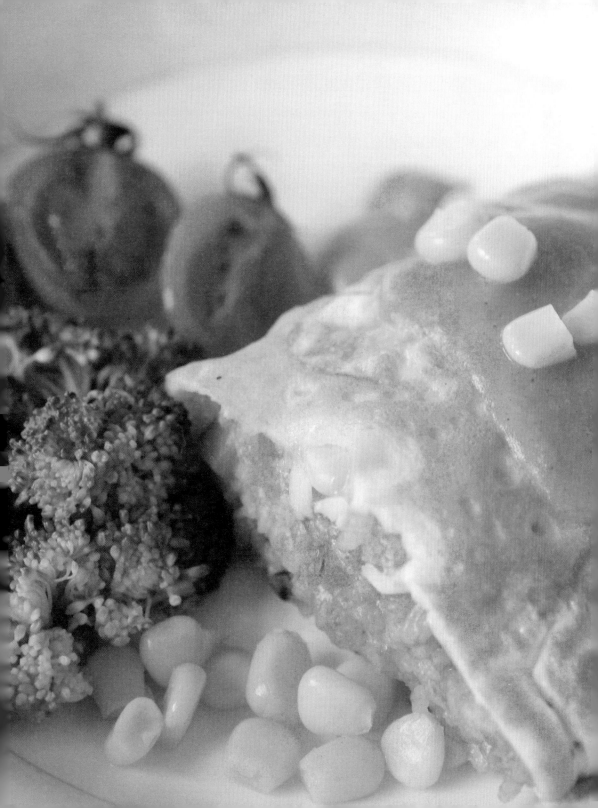

八宝粥——营养全面的神仙粥

　　腊八粥，又名八宝粥，又称佛粥、五味粥、七宝粥、七宝五味粥等。八宝粥食材与制作都很简单，成品色泽鲜艳、质软香甜、清香诱人、滑而不腻，补铁、补血、养气、安神。食用时可根据口味加糖、牛奶等。

原　料　芡实　薏仁米　红豆　莲肉　山药　红枣　桂圆　百合各 7 克　粳米 150 克

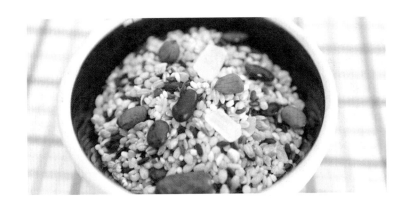

制作方法　先取上述八种食材用清水浸泡 4 小时，再另起砂锅熬煮 40 分钟，再加入大米继续煮烂成粥即可。

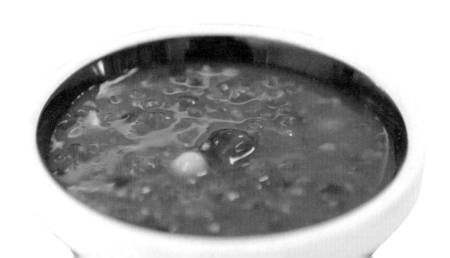

紫薯山药泥——老少皆宜的补肾佳品

原　料　紫薯 200 克 山药 200 克 白糖 20 克 糖桂花 10 克
紫薯山药泥道具 月饼模

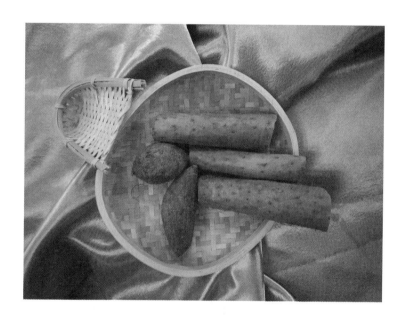

制作方法　1. 洗净紫薯与山药外皮，削去山药皮并把山药切成小块（便于快蒸熟）。

2. 山药和紫薯上蒸锅蒸熟（要熟透），并分别碾成泥。

3. 取月饼模装上印模，先舀入一勺紫薯泥压实，再舀入一勺山药泥压实，最后舀入一勺紫薯泥压实。

4. 倒出，紫薯山药泥即做好，吃时，蘸白糖或淋上糖桂花，或者就吃原味。

厨师对你说 美食制作

143

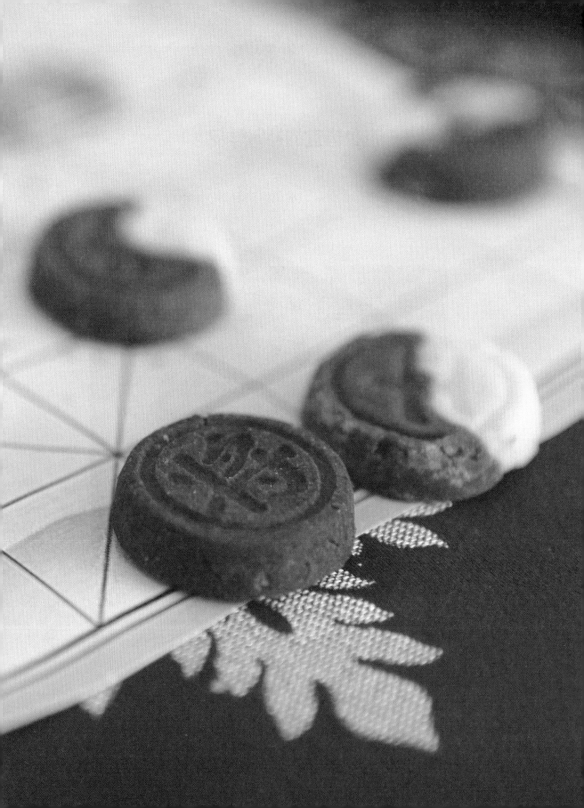

田园时蔬——家喻户晓的营养素食

原　料　莲藕 30 克 山药 40 克 木耳 3 克 百合 25 克 西蓝花 50 克 盐 2 克
水淀粉 5 克

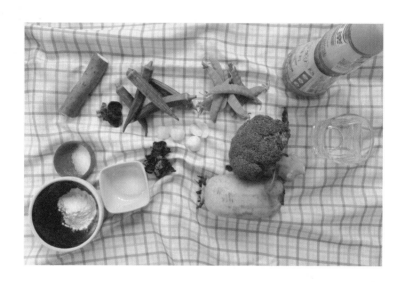

制作方法　1. 泡木耳：将木耳用冷水泡发，洗净，撕成小朵；百合去掉
褐色部分，掰成小瓣，洗净备用。

2. 切藕片：将莲藕去皮，切成薄片；山药洗净切片；西蓝花
去叶洗净，切成小块。

3. 焯水：锅中加适量水煮沸，加少许油和盐；依次放入西蓝花、

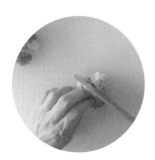 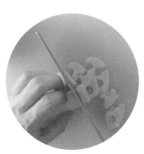 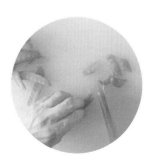

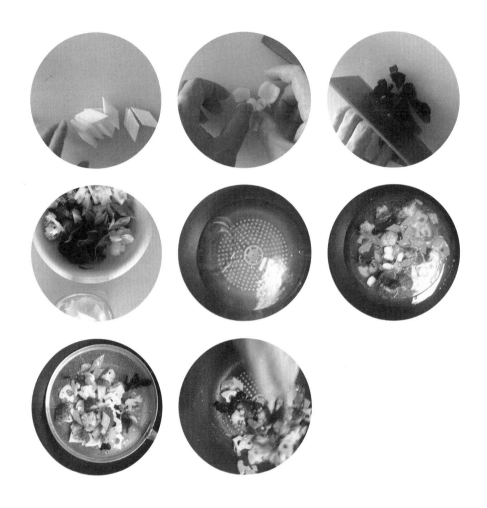

木耳、山药、莲藕、百合，迅速焯烫一下；捞出过凉水，滤干。

4.翻炒：锅中放少许油，待油七成热时，放蒜片炒香；将所有材料一起放入锅中，快速翻炒2分钟，加少许盐调味，加适量水淀粉勾芡即可。

温馨提示 注意放入食材的顺序，焯水要快，1分钟即可。

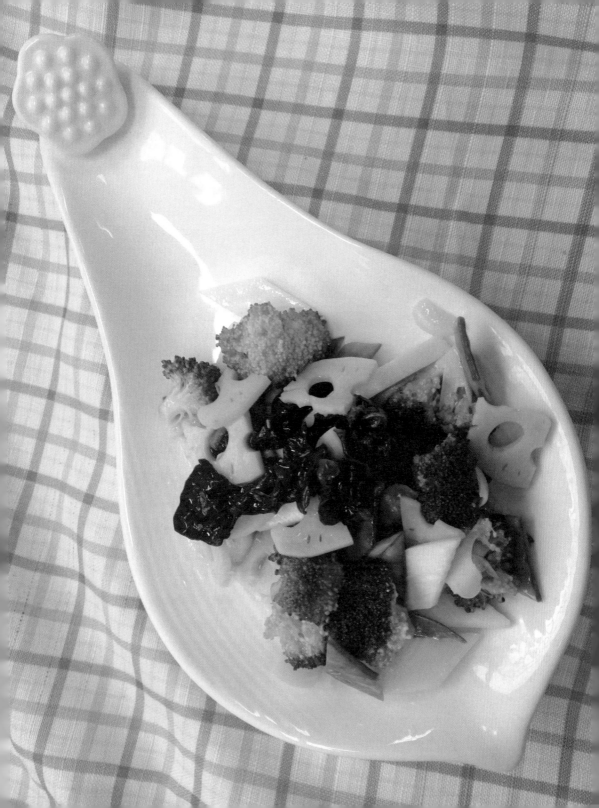